O PODER DE EXERCÍCIO REGULAR

Como a atividade física aumenta

Sua saúde geral

Dra. Sofia Marta

OBRIGADO POR NOS ESCOLHER.

Agradecemos o seu apoio e esperamos que você tenha algo com isso.

Se você gostar deste livro, será ótimo deixar uma crítica na Amazon . Significa muito para nós.

APROVEITE NOSSOS SERVIÇOS.

Publicado pela Harmony House Publishers.

Índice

INTRODUÇÃO

Liberando o Potencial do Exercício

Você já ficou surpreso com as mudanças notáveis que as pessoas experimentam quando iniciam um regime regular de exercícios? Talvez você tenha visto alguém perder peso, ficar mais forte ou exalar uma energia contagiante que parecia vir de dentro. O exercício pode transformar não apenas nossos corpos, mas também nosso bem-estar geral, é quase milagroso.

Imagine um cenário em que você possa acessar essa força revolucionária. Imagine um mundo onde praticar atividade física regular pode fornecer mais energia, músculos mais fortes, melhor saúde cardiovascular e bem-estar mental. Você pode acessar este planeta.

Deixe-me contar uma história para definir o cenário para nossa aventura juntos. Conheça Sarah, uma mulher alegre que lutou contra a falta de energia, humores erráticos e uma sensação geral de infelicidade em sua vida. Ela descobriu que havia caído na armadilha de um estilo de vida sedentário e passava o dia inteiro mal se levantando da cadeira do computador.

Sarah decidiu cuidar de sua saúde e bem-estar um dia. Ela começou a incluir exercícios frequentes em sua agenda, começando com ações simples, como ir a uma aula de ioga próxima e fazer caminhadas rápidas durante o intervalo para o almoço. Com o tempo, um evento notável aconteceu. Uma nova sensação de vigor começou a fluir nas veias de Sarah. Seus níveis de energia aumentaram dramaticamente, seu humor melhorou e ela ganhou força física e mental renovada.

Existem inúmeros exemplos de como o exercício pode mudar vidas, e a história de Sarah é apenas um deles. Afeta cada parte de quem somos e afeta mudanças que não são apenas físicas. Nossa saúde cardiovascular, a aparência de nossos músculos, nossa flexibilidade e equilíbrio e até mesmo nossa função cognitiva podem ser drasticamente melhorados pelo exercício. As vantagens são simplesmente incríveis.

Neste livro, estudaremos a ciência do exercício e todas as diferentes maneiras pelas quais ele pode melhorar sua saúde. Aprenderemos as técnicas para maximizar o potencial do seu corpo, desde o condicionamento cardiovascular até o desenvolvimento de força, flexibilidade e equilíbrio. Mas vai além disso. Também esclareceremos a importância dos exercícios para controlar o estresse, melhorar o humor e manter a saúde mental.

Você descobrirá como personalizar seu regime de exercícios, superar dificuldades e manter a consistência com orientações úteis, percepções de especialistas e técnicas viáveis. Falaremos sobre problemas típicos e forneceremos dicas para obter ajuda e assumir responsabilidades. Juntos, descobriremos o potencial transformador do exercício e forneceremos as ferramentas necessárias para uma vida mais saudável, feliz e gratificante.

Você está preparado para começar esta viagem, então? Vamos maximizar o potencial do exercício e abrir um mundo de oportunidades para o seu bem-estar físico e emocional. Prepare-se para se surpreender ao aprender sobre "O poder do exercício regular: como a atividade física melhora sua saúde geral".

O impacto transformador do exercício em nossos corpos e mentes

O exercício regular transforma nossos corpos e mentes, abrindo um mundo de vantagens que vão muito além da saúde física. Nossos corpos reagem à atividade física de maneiras surpreendentes, passando por mudanças benéficas que melhoram nosso bem-estar geral.

Fisicamente, o exercício constrói músculos, fortalece o coração e aumenta a resistência. Nossa capacidade de lidar com as tarefas diárias com facilidade e energia aumenta à medida que nos tornamos mais resilientes. Nossos corpos ficam mais fortes, mais energizados e mais capazes de lidar com o estresse da vida diária.

Mas o exercício tem benefícios que vão além do físico. Nossos cérebros liberam endorfinas durante o esforço físico, também conhecidas como hormônios do "bem-estar". Nosso humor é melhorado por essas endorfinas, que também diminuem a tensão e aumentam a sensação de bem-estar e felicidade. O exercício torna-se um potente instrumento de combate à depressão e à ansiedade, proporcionando uma técnica simples e eficaz para melhorar a nossa saúde mental.

Além disso, o exercício melhora a função cognitiva, ajudando-nos a focar melhor, lembrar melhor das coisas e ser mais criativo. Melhora as conexões neurais e estimula o desenvolvimento de novos neurônios, o que melhora nossa capacidade de pensamento, aprendizado e resolução de problemas. O exercício regular tem sido associado ao aumento da clareza mental, aumento da produtividade e um maior nível de alerta mental.

O exercício tem um efeito profundamente transformador em nossa vida que vai além das esferas física e mental. Nossa confiança aumenta à medida que vemos o quanto nossos corpos estão se tornando mais fortes. Ganhamos uma percepção mais favorável de nós mesmos e um renovado senso de autoconfiança. Como resultado, desenvolvemos maior resiliência e somos mais capazes de enfrentar desafios e superar obstáculos.

Além disso, o exercício promove a comunidade e a interação social. Podemos conhecer pessoas que compartilham nossa paixão pela saúde e bem-estar participando de esportes coletivos, participando de atividades em grupo ou inscrevendo-se em programas de condicionamento físico. Esses laços sociais fornecem assistência, inspiração e senso de comunidade, desenvolvendo um sentimento mais profundo de satisfação e significado.

Em essência, a atividade física pode melhorar nossa saúde física e mental, bem como nossa qualidade de vida em geral. Abre a porta para uma vida mais enérgica, fortalecida e contente. Ao aceitar os efeitos transformadores do exercício, abrimos um mundo de oportunidades e nos colocamos no caminho da saúde, felicidade e autodescoberta a longo prazo.

Uma história pessoal:

Superando obstáculos através do poder do exercício regular

Deixe-me compartilhar com você uma experiência pessoal que exemplifica os efeitos positivos do exercício consistente. Conheça Mark, um homem de meia-idade que vinha experimentando sentimentos de falta de energia, insegurança e infelicidade em sua vida. Ele se sentiu preso em uma espiral descendente e percebeu que algo tinha que acontecer.

Mark decidiu incluir exercícios regulares em sua rotina diária com um vislumbre de esperança. Foi difícil no começo. Ele se deparou com obstáculos físicos e questionou sua capacidade de perseverar. Mesmo assim, Mark persistiu, movido pelo desejo de uma vida melhor.

Algo incrível aconteceu assim que ele começou a se mover. Mark começou a se sentir mais forte e vivo do que antes. Ele podia sentir seu corpo ficando mais forte e seus níveis de energia subindo a cada sessão. Mas mais do que as mudanças físicas, ele ficou surpreso com a melhora em sua saúde mental e emocional.

Mark descobriu que ir à academia regularmente permitia que ele escapasse do estresse e das pressões da vida diária. Seu espírito foi elevado, sua mente estava clara e ele se sentiu melhor enquanto se exercitava. O exercício evoluiu para sua forma de terapia, permitindo-lhe liberar sentimentos reprimidos, diminuir a ansiedade e encontrar conforto no ritmo do movimento.

Mark também experimentou um renovado senso de autoconfiança graças à eficácia do exercício regular. Sua confiança cresceu à medida que superava obstáculos e atingia pequenos marcos. Ele começou a se considerar forte e capaz, não limitado por seus contratempos passados.

Além da vida pessoal de Mark, o exercício teve um impacto transformador. Sua energia renovada e perspectiva otimista começaram a se espalhar para outros aspectos de sua vida. Ele melhorou sua produção de trabalho, compromisso de relacionamento e abertura para novas opções. Os desafios antes intransponíveis agora provaram ser trampolins para o crescimento e desenvolvimento pessoal.

A experiência de Mark serve como um poderoso lembrete de que o exercício regular é mais do que apenas manter a saúde física; é também um meio de promover a autoconsciência, a resiliência e a transformação. Podemos superar desafios, superar restrições e realizar todo o nosso potencial abraçando o poder do exercício regular.

Portanto, lembre-se da narrativa motivacional de Mark quando estiver lutando com problemas corporais, procurando estabilidade mental ou desejando um sentimento de propósito que foi reacendido. Utilize o poder do exercício consistente e observe como ele catalisa o empoderamento, o crescimento pessoal e uma vida além de suas expectativas mais loucas.

CAPÍTULO 1

A CIÊNCIA POR TRÁS DO EXERCÍCIO: COMO ELE MELHORA O SEU BEM-ESTAR

O exercício melhora o seu bem-estar geral através de uma surpreendente variedade de processos, de acordo com os cientistas. Além das mudanças físicas óbvias, o exercício desencadeia uma cadeia de reações fisiológicas benéficas em seu corpo e mente.

Seu coração bombeia mais sangue rico em oxigênio para os músculos enquanto você se exercita porque sua frequência cardíaca acelera. A sua condição cardiovascular aumenta graças a este procedimento, que também fortalece e aumenta a eficácia do seu músculo cardíaco. O exercício regular ao longo do tempo pode diminuir a pressão arterial, diminuir a frequência cardíaca em repouso e minimizar a chance de desenvolver problemas cardiovasculares.

O exercício é essencial para controlar o seu metabolismo e peso corporal. A queima de calorias é um fator chave no controle de peso e na prevenção do ganho excessivo de peso. Seu metabolismo é acelerado, o que resulta em um uso de energia mais eficaz e pode ajudar nas tentativas de perda de peso. Além disso, o exercício promove a preservação da massa muscular magra, essencial para preservar uma composição corporal saudável.

O exercício tem um impacto significativo na sua saúde mental e emocional, além de suas vantagens físicas. As endorfinas, neurotransmissores cerebrais conhecidos como hormônios do "bem-estar", são estimulados a serem liberados. Essas endorfinas induzem emoções de alegria, diminuem o estresse e diminuem a ansiedade e os sintomas depressivos. O exercício regular pode ter um impacto positivo no seu humor, auto-estima e clareza mental, agindo como um antidepressivo natural.

O exercício está ligado a uma melhor saúde do cérebro e desempenho cognitivo. O aumento do fluxo sanguíneo para o cérebro, que traz oxigênio e nutrientes que sustentam o crescimento neuronal e melhora a função cognitiva, é o resultado da atividade física. Estudos demonstraram que o exercício regular pode melhorar a função cognitiva em geral, incluindo memória e atenção. Até mesmo o risco de doenças neurodegenerativas como Alzheimer e demência pode ser reduzido como resultado.

Além disso, a atividade física estimula a liberação de vários neurotransmissores e fatores de crescimento no cérebro, incluindo o fator neurotrófico derivado do cérebro (BDNF). Esses compostos estimulam o crescimento de novos neurônios e fortalecem as conexões cerebrais, que promovem o aprendizado, a capacidade de resolução de problemas e a resistência mental.

O exercício tem vantagens que vão além de seu impacto fisiológico imediato. A atividade física regular pode melhorar a qualidade do sono, fortalecer o sistema imunológico e aumentar o vigor e a produtividade geral. Além disso, pode lhe proporcionar uma sensação de realização, disciplina e prazer pessoal, o que o ajuda a pensar positivamente e a se sentir melhor em geral.

Somos mais capazes de incorporar a atividade física em nossas vidas tomando decisões fundamentadas quando entendemos a ciência por trás do exercício. Podemos maximizar nosso bem-estar, viver vidas mais saudáveis e atingir todo o potencial de nossas capacidades físicas e mentais, aproveitando os tremendos impactos que o exercício tem em nossos corpos e cérebros. Portanto, vamos abraçar os benefícios do exercício comprovados pela ciência e começar o caminho para uma vida mais saudável, feliz e satisfeita.

Compreender as mudanças fisiológicas que ocorrem durante o exercício

Seu corpo experimenta várias mudanças fisiológicas incríveis enquanto você se exercita. Esses ajustes são essenciais para melhorar a saúde geral, aumentar o condicionamento físico e maximizar o desempenho. Vamos examinar as principais mudanças fisiológicas provocadas pelo exercício:

1. Sua frequência cardíaca aumenta à medida que você começa a se exercitar para acompanhar o aumento da demanda de oxigênio e nutrientes a serem entregues aos

músculos em atividade. Esse batimento cardíaco mais rápido facilita o fornecimento de sangue oxigenado e a remoção eficaz de resíduos.

2. **Cardiorrespiratório Aprimorado :** O exercício regular torna seus sistemas cardiovascular e respiratório mais eficazes. Seu músculo cardíaco fica mais forte, aumentando a quantidade de sangue que pode bombear a cada batida. Como resultado, o volume sistólico aumenta, permitindo que o coração bombeie mais sangue rico em oxigênio para os músculos a cada contração. O exercício também ajuda a fortalecer os músculos respiratórios, o que aumenta a capacidade pulmonar e a absorção de oxigênio.

3. **Melhor circulação sanguínea:** o exercício estimula a angiogênese, o processo de criação de novos vasos sanguíneos. Essa rede mais ampla de vasos sanguíneos melhora o fluxo sanguíneo para os músculos, órgãos e tecidos, facilitando o fornecimento de nutrientes e a eliminação de resíduos. A circulação aprimorada também ajuda a controlar a temperatura corporal durante o exercício.

4. **Adaptações musculares:** Seus músculos passam por várias adaptações como resultado do exercício regular. À medida que seus músculos se adaptam à tensão crescente durante o treinamento de resistência, eles ficam mais fortes e tonificados. Seus músculos podem utilizar o oxigênio de forma mais

eficaz e manter a atividade
sustentada graças às atividades de
resistência que aumentam sua
capacidade oxidativa. Força,
resistência e desempenho muscular
geral são aprimorados como
resultado dessas adaptações.

5. **Aumento do consumo de oxigênio:**
   À medida que você se exercita, seu
   corpo usa mais oxigênio para
   produzir a quantidade necessária de
   energia. A velocidade e a
   profundidade da respiração
   aumentam em resposta, permitindo
   que você inspire mais oxigênio e
   expire mais dióxido de carbono.
   Seus músculos são alimentados por
   essa demanda aumentada de
   oxigênio, o que também aumenta a
   produção de energia.

6. **Metabolismo elevado:** o exercício acelera o metabolismo, o que aumenta o consumo de energia. Durante o exercício e em repouso, seu corpo fica mais eficaz na queima de calorias. Manter um peso corporal saudável e ajudar na perda de peso são possíveis com exercícios regulares.

7. Endorfinas, que são responsáveis pela sensação de "bem-estar" e alívio da dor, são liberadas como resultado do exercício, entre outros hormônios. O hormônio do crescimento, que ajuda no crescimento e reparo muscular, também é estimulado durante o exercício. O exercício também pode ajudar a regular os hormônios que afetam o metabolismo, a fome e a resposta ao estresse.

Compreender essas alterações fisiológicas que ocorrem durante o exercício permite que você compreenda os efeitos profundos que o exercício tem em seu corpo. Ao se exercitar regularmente, você pode melhorar sua saúde cardiovascular, força e resistência muscular, uso de oxigênio e metabolismo em geral. Esses ajustes ajudam a aumentar os níveis de energia, condicionamento físico e bem-estar geral do corpo e da mente. Portanto, calce os sapatos, mexa-se e libere os incríveis benefícios fisiológicos do exercício em seu corpo.

Desvendando os benefícios do exercício para a saúde física e mental
Exercitar-se regularmente é um instrumento potente que traz inúmeras vantagens para o seu bem-estar físico e emocional. O exercício tem um impacto

profundamente favorável em sua saúde, quer você opte por fazê-lo vigorosamente (como correr ou levantar pesos) ou moderadamente (como uma caminhada rápida). Vamos examinar as vantagens impressionantes do exercício:

1. Aptidão física:

- **Aumento da aptidão cardiovascular:** o exercício fortalece o coração, aumentando sua eficácia e diminuindo o risco de doenças cardíacas. Promove um sistema cardiovascular mais saudável, melhorando a circulação sanguínea e diminuindo a pressão arterial.
- **Controle de peso:** ao queimar calorias e ganhar massa muscular magra, o exercício regular ajuda a manter um peso corporal saudável.

Tanto o ganho de peso quanto a perda de gordura são impedidos por ele.

- A força e a resistência dos músculos são aumentadas por meio de exercícios, que também tonificam os músculos. A prevenção de lesões e a saúde das articulações são apoiadas por músculos fortes.

- **Densidade óssea aumentada:** atividades de sustentação de peso, como caminhada e levantamento de peso, estimulam o crescimento ósseo e aumentam a densidade óssea, o que reduz o risco de osteoporose.

- O exercício melhora a flexibilidade, o equilíbrio e a coordenação, o que promove uma maior função física geral e reduz a chance de acidentes e lesões.

2. Bem-estar Mental:

- **Melhora do humor: as** endorfinas, os produtos químicos naturais do cérebro para "sentir-se bem", são liberadas durante o exercício e ajudam a melhorar o humor, diminuir os níveis de estresse e diminuir os sintomas de ansiedade e melancolia.

- **Aumento de energia e vitalidade:** O exercício físico regular aumenta a sua vitalidade geral, combate a fadiga e aumenta os seus níveis de energia, fazendo com que se sinta mais energizado e alerta.

- **Função cognitiva aprimorada:** o exercício melhora a função cognitiva, como memória, atenção e habilidades de resolução de problemas, aumentando a neuroplasticidade , aumentando o fluxo sanguíneo para o cérebro e apoiando a saúde do cérebro.

- **Redução do Estresse:** Praticar atividade física ajudará você a liberar a tensão e aumentar sua capacidade de lidar com os obstáculos da vida diária.

- **Melhor auto-estima e imagem corporal:** O exercício regular pode desenvolver uma boa auto-percepção, melhorando a auto-estima, a imagem corporal e a autoconfiança.

3. De um modo geral:

- **mais alto :** o exercício estimula uma qualidade de sono mais alta, tornando mais fácil pegar no sono e permanecer dormindo por períodos mais longos.

- Viver um estilo de vida ativo está associado a uma expectativa de vida mais longa e a um menor risco de desenvolver doenças crônicas.

- **Função imunológica melhorada:** o exercício regular ajuda a desenvolver a função imunológica, o que reduz a chance de contrair doenças comuns e melhora a saúde geral.

Você pode colher uma infinidade de vantagens para sua saúde física e mental, incluindo o exercício em seu regime. Catalisa a boa transformação, apoiando o bem-estar geral e tornando a vida mais feliz e saudável. Portanto, calce seus tênis de corrida, procure coisas que você gosta de fazer e abrace as coisas incríveis que o exercício pode fazer por sua mente, corpo e qualidade de vida em geral.

CAPÍTULO 2

APTIDÃO CARDIOVASCULAR: FORTALECENDO SEU CORAÇÃO E SISTEMA CIRCULATÓRIO

A aptidão cardiovascular, às vezes chamada de aptidão aeróbica ou resistência cardiovascular, é a capacidade do coração, dos pulmões e do sistema circulatório de fornecer sangue rico em oxigênio aos músculos quando você está fisicamente ativo. É uma parte essencial do condicionamento físico geral e ajuda a manter o sistema cardiovascular em boa forma. O valor do condicionamento cardiovascular e como ele ajuda o coração e o sistema circulatório serão discutidos.

1. **Força do coração:** o exercício cardiovascular fortalece regularmente o músculo cardíaco, melhorando a eficiência do bombeamento do sangue. Correr, andar de bicicleta e nadar são exemplos de atividades que aumentam sua frequência cardíaca. Conforme você pratica esses esportes, seu coração responde ficando mais forte. Com mais potência, pode bombear mais sangue a cada batida, diminuindo a frequência cardíaca em repouso e melhorando a circulação tanto em repouso quanto durante a atividade física.

2. **Fluxo sanguíneo melhorado:** o exercício cardiovascular melhora o fluxo sanguíneo do seu corpo. Faz com que os vasos sanguíneos inchem, tornando possível para os músculos receberem oxigênio e nutrientes de forma mais eficaz. O desempenho muscular aprimorado e a diminuição do risco de cansaço são resultado do aumento do fluxo sanguíneo, que também melhora a eliminação de resíduos de seus músculos, como o dióxido de carbono.

3. **Pressão arterial:** O exercício cardiovascular regular pode ajudar a reduzir os níveis de pressão arterial. A resistência ao fluxo sanguíneo é diminuída pela atividade física porque faz com que os vasos sanguíneos se expandam e se tornem

mais flexíveis. Como resultado, menos pressão é colocada nas paredes arteriais, o que reduz tanto a pressão arterial sistólica (o número superior) quanto a diastólica. O estresse no coração é diminuído pela diminuição da pressão arterial, o que também reduz o risco de doença cardiovascular.

4. **Resistência aprimorada:** ao aumentar sua aptidão cardiovascular, você pode manter a atividade física por períodos mais longos sem se cansar. O exercício aeróbico regular melhora a eficácia do sistema respiratório, a capacidade do sangue de fornecer oxigênio e a capacidade do corpo de usar oxigênio. Você pode realizar trabalhos diários e realizar atividades físicas mais

extenuantes com maior facilidade e resistência graças a essas adaptações.

5. **Chance reduzida de distúrbios cardiovasculares** : distúrbios cardiovasculares, como doença arterial coronariana, ataques cardíacos e derrames, estão associados a uma menor chance de desenvolvimento quando o exercício regular é feito. Incentiva perfis lipídicos sanguíneos ideais, reduz o acúmulo de placas arteriais e ajuda a manter níveis saudáveis de colesterol. A atividade física regular também pode reduzir o risco de diabetes tipo 2, um importante fator de risco para doenças cardíacas, regulando os níveis de açúcar no sangue e aumentando a sensibilidade à insulina.

Exercícios que melhoram o coração e o sistema circulatório devem incluir aeróbica. Procure fazer 75 minutos de exercícios aeróbicos intensos, 150 minutos de exercícios aeróbicos moderados ou uma combinação dos dois todas as semanas. Para tornar seus treinos cardiovasculares mais prazerosos e sustentáveis, escolha atividades que você goste. Você pode manter um coração mais saudável, melhorar a circulação e desfrutar de uma série de vantagens associadas a um sistema cardiovascular robusto e eficaz, aumentando sua aptidão cardiovascular.

Explorando o papel dos exercícios aeróbicos na melhoria da saúde cardiovascular
Ao apoiar a distribuição eficaz de oxigênio por todo o corpo, fortalecer o coração e os

pulmões e praticar atividades aeróbicas, a saúde cardiovascular pode ser significativamente melhorada. Essas atividades, também chamadas de cardio ou cardiovasculares, aumentam a frequência cardíaca e aceleram a respiração, o que tem vários efeitos positivos no sistema cardiovascular. Vamos examinar como o exercício aeróbico melhora especificamente a saúde cardiovascular:

1. Exercícios que desafiam e desenvolvem os músculos do coração são conhecidos como aeróbicos. Seu coração precisa trabalhar mais para bombear sangue oxigenado para os músculos em atividade enquanto você realiza atividades como caminhada rápida, corrida, ciclismo ou dança. O exercício cardiovascular regular

permite que o músculo cardíaco se adapte e se fortaleça ao longo do tempo. Frequências cardíacas de repouso mais baixas e função cardíaca melhorada são efeitos da capacidade de um coração mais forte de bombear o sangue com mais eficiência .

2. **Melhorar a função pulmonar:** Ao expandir a capacidade de seus pulmões, os exercícios aeróbicos também melhoram a função pulmonar. Quando você pratica exercícios aeróbicos, sua respiração se torna mais profunda e rápida, o que desenvolve e aumenta a eficiência de seus músculos respiratórios. Melhor absorção de oxigênio e expulsão de dióxido de carbono são possibilitadas por essas funções pulmonares aprimoradas,

que otimizam a oxigenação de seus músculos e órgãos.

3. **Melhor circulação do sangue:** O exercício aeróbico regular aumenta o fluxo sanguíneo por todo o corpo. Os exercícios aeróbicos fazem com que os vasos sanguíneos aumentem, o que aumenta o fluxo sanguíneo para os músculos e órgãos. Os tecidos recebem oxigênio e nutrientes mais rapidamente devido ao aumento da circulação, que também remove com mais eficiência os resíduos, como o dióxido de carbono. A circulação sanguínea melhorada também reduz a chance de desenvolver doenças cardiovasculares e suporta níveis adequados de pressão arterial.

4. **Redução dos níveis de colesterol:** foi demonstrado que o exercício aeróbico aumenta os níveis de

lipoproteína de alta densidade (HDL), ou colesterol "bom". A lipoproteína de baixa densidade (LDL), ou colesterol "ruim", é removida da corrente sanguínea com a ajuda do colesterol HDL. O exercício aeróbico ajuda a melhorar o colesterol HDL e diminuir o colesterol LDL, o que resulta em um perfil lipídico mais saudável e menor risco de doença cardíaca.

5. O gerenciamento de peso e o controle da composição corporal podem ser alcançados com exercícios aeróbicos regulares. Ao queimar calorias, essas atividades podem ajudar na perda e manutenção do peso. Como o excesso de peso sobrecarrega o coração e aumenta o risco de desenvolver doenças cardíacas e outros distúrbios, manter

um peso corporal saudável é crucial para a saúde cardiovascular.

6. **Redução do risco de doenças crônicas:** o exercício aeróbico tem sido associado a um risco reduzido de várias doenças crônicas. O exercício cardiovascular regular ajuda a diminuir o risco de doenças como doença arterial coronariana, acidente vascular cerebral, diabetes tipo 2 e vários tipos de câncer. Exercícios que melhoram a saúde cardiovascular também aumentam a sensibilidade à insulina, a regulação do açúcar no sangue e a saúde metabólica em geral.

Procure pelo menos 150 minutos de atividade aeróbica de intensidade moderada ou 75 minutos de atividade aeróbica de intensidade vigorosa a cada semana para colher os benefícios dos exercícios aeróbicos para a saúde cardiovascular. Para manter uma rotina interessante e duradoura, escolha atividades que goste de fazer. Antes de iniciar um novo regime de exercícios, sempre consulte um médico, especialmente se você tiver algum problema de saúde subjacente. Você pode melhorar sua saúde cardiovascular, aumentar sua resistência e colher as muitas vantagens físicas e psicológicas de um estilo de vida ativo e saudável, incluindo atividades aeróbicas em sua rotina.

Estratégias eficazes para aumentar a resistência e melhorar a função cardíaca

Os principais objetivos para aqueles que desejam aumentar sua aptidão cardiovascular incluem aumentar a resistência e melhorar a saúde do coração. Você pode melhorar seus níveis de resistência e estimular um coração saudável colocando em prática táticas eficazes. Aqui estão algumas táticas a serem levadas em consideração:

1. **Progressão gradual:** comece alongando e intensificando progressivamente seus exercícios. Isso permite que seu corpo se adapte e aumente gradualmente sua resistência. À medida que sua condição física melhora, comece com exercícios mais curtos em um nível confortável e aumente gradualmente o tempo ou a intensidade.

2. Exercícios que testam seu sistema circulatório e aumentam sua frequência cardíaca são chamados de

exercícios cardiovasculares. Correr, andar de bicicleta, nadar ou utilizar aparelhos aeróbicos como o elíptico ou o remo são alguns exemplos desses exercícios. Defina uma meta semanal de 75 minutos de atividade aeróbica intensa ou 150 minutos de exercício aeróbico moderado.

3. Considere o uso de treinamento intervalado em suas rotinas. Isso implica alternar entre exercícios intensos e recuperação ativa. Por exemplo, você pode correr por 30 segundos, seguido de um minuto de caminhada ou corrida e, em seguida, repetir o processo. Ao aumentar a resistência aeróbica e anaeróbica por meio de treinamento intervalado, você pode se esforçar ao máximo e aumentar sua aptidão cardiovascular.

4. Ao praticar uma variedade de exercícios cardiovasculares, você pode envolver vários grupos musculares e colocar seu corpo em vários desafios. Além de evitar o tédio, o treinamento cruzado aumenta a resistência geral e diminui a chance de lesões por uso excessivo. Para adicionar variedade às suas rotinas, incluindo atividades como natação, ciclismo, dança ou programas de condicionamento físico em grupo.

5. Exercícios para treinamento de força devem ser incluídos em seu regime regularmente. Você pode manter a forma e a resistência adequadas durante os exercícios cardiovasculares, fortalecendo os músculos, que sustentam e protegem as articulações. Apontar para duas a

três sessões de treinamento de força por semana, com ênfase nos principais grupos musculares.

6. **Frequência e consistência:** a frequência é importante para aumentar a resistência. Procure fazer atividades cardiovasculares três a cinco vezes por semana, no mínimo. A regularidade permite que seu corpo se adapte e se desenvolva ao longo do tempo, estabelecendo uma base aeróbica sólida.

7. Mantenha uma dieta bem equilibrada que lhe dê a energia e nutrição que você precisa para seus exercícios. Beba bastante água. Uma dieta saudável ajuda na resistência e no desempenho geral. Além disso, beba muita água antes, durante e após o exercício para melhorar a saúde do

coração e evitar a desidratação, que pode reduzir a resistência.

8. **Descanso e recuperação:** dê ao seu corpo tempo suficiente entre os exercícios para se recuperar. Dias de descanso são essenciais para a regeneração geral e muscular. Para evitar o overtraining e o esgotamento, preste atenção ao seu corpo e altere a quantidade de tempo ou intensidade que você gasta se exercitando conforme necessário.

Antes de iniciar qualquer novo regime de exercícios, lembre-se de falar com um especialista médico ou um instrutor de fitness treinado, principalmente se você tiver algum problema médico subjacente. Você pode aumentar sua resistência, melhorar a função cardíaca e atingir seus objetivos de condicionamento cardiovascular usando essas táticas regularmente.

CAPÍTULO 3

CONSTRUINDO FORÇA: ESCULPINDO MÚSCULOS E MELHORANDO O DESEMPENHO

O treinamento de força é uma parte crucial para manter a forma física geral e pode ter um grande impacto no crescimento e no desempenho de seus músculos. Existem métodos eficientes para ajudá-lo a esculpir músculos e melhorar o desempenho, seja seu objetivo aumentar sua força para esforços esportivos ou simplesmente melhorar seu físico. Vamos examinar alguns métodos essenciais para aumentar sua força:

1. **Treinamento de resistência:** adicione treinamento de resistência ao seu regime de exercícios diários. Você pode fazer isso aplicando resistência por meio de pesos livres, máquinas de exercícios, faixas de resistência ou até mesmo seu peso corporal. Concentre-se em movimentos compostos como agachamento, levantamento terra , supino e flexões que trabalham simultaneamente para muitos grupos musculares. Levantar pesos ou resistência deve ser aumentado gradualmente para manter seus músculos adivinhando e encorajar aumentos de força.

2. Coloque em prática a ideia de sobrecarga gradual durante seus treinos. Como resultado, as demandas colocadas em seus

músculos aumentarão gradualmente. Ao aumentar o peso, repetições, séries ou intensidade de seus exercícios, você pode alcançá-lo. Seus músculos se adaptam e ficam mais fortes para lidar com as maiores demandas quando você os desafia regularmente.

3. Preste atenção à boa forma e técnica ao realizar atividades de treinamento de força. Ao fazer isso, você pode ter certeza de que está direcionando com eficiência os grupos musculares desejados, diminuindo a chance de danos. Considere trabalhar com um personal trainer profissional que possa orientá-lo e oferecer críticas se você não tiver certeza da forma adequada.

4. **Variedade de exercícios:** inclua uma variedade de exercícios para

trabalhar vários grupos musculares e evitar o platô . Ao mudar constantemente seus treinos, você testa seus músculos de novas maneiras e estimula o crescimento muscular adicional. Considere incluir exercícios para as pernas, peito, costas, ombros, braços e núcleo, bem como para todos os principais grupos musculares.

5. **Descanso e recuperação adequados:** dê aos seus músculos tempo suficiente entre as sessões para cicatrizar. As fibras musculares são danificadas durante o treinamento de força e são reparadas e fortalecidas durante a recuperação. Aponte para um mínimo de 48 horas entre os treinos que visam o mesmo grupo muscular. Priorize dormir o suficiente, comer bem e manter-se

hidratado nos dias de descanso para ajudar no crescimento e recuperação muscular.

6. Mantenha uma dieta equilibrada que contenha os nutrientes necessários para o crescimento e reparação muscular. Consumir proteína suficiente para auxiliar na produção de novo tecido muscular. Suas refeições devem conter uma variedade de frutas, vegetais, grãos nutritivos e fontes de proteína magra. Para maximizar seu desempenho geral e função muscular, mantenha-se hidratado.

7. **Consistência e Persistência:** Leva tempo e consistência para desenvolver força. Procure fazer de dois a três treinos por semana e incorpore o treinamento de força em seu programa de exercícios normal.

Mantenha seu compromisso com seus treinos e aceite a ideia de fazer um desenvolvimento lento e constante. Ganhar força requer perseverança e esforço consistente.

8. **Acompanhe seu progresso:** acompanhe seu progresso durante o treinamento de força para acompanhar seus avanços e manter a motivação. Mantenha um diário de seus treinos, incluindo pesos e repetições e, ocasionalmente, avalie sua força medindo seu máximo de uma repetição ou usando outras técnicas.

Antes de iniciar qualquer novo programa de exercícios, sempre consulte um médico ou um instrutor de fitness treinado, especialmente se você tiver algum problema médico subjacente. Você pode esculpir seus músculos, melhorar o desempenho e obter as vantagens de maior força e aptidão funcional implementando essas técnicas em sua prática.

Descobrindo a importância do treinamento de força para o condicionamento físico geral

Uma parte crucial do condicionamento físico total é o treinamento de força, que freqüentemente complementa o exercício cardiovascular. Embora os exercícios aeróbicos tenham várias vantagens para a saúde cardiovascular, o treinamento de força tem vantagens específicas que o tornam um componente valioso de um regime de condicionamento físico completo. Você pode obter uma variedade de vantagens do treinamento de força que vai além de simplesmente adicionar músculos ao seu corpo. Vamos examinar por que o treinamento de força é crucial para o condicionamento físico geral:

1. O treinamento de força envolve exercícios de resistência que visam partes musculares específicas, forçando-as a crescer mais forte. Isso resulta em um aumento na força e resistência muscular. Exercícios que aumentam gradualmente a resistência ou o peso aumentam o crescimento e a adaptação das fibras musculares. Isso aumenta a força e a resistência muscular, facilitando a realização das tarefas diárias e diminuindo a chance de desenvolver desequilíbrios ou fraqueza muscular.
2. O exercício de força tem um efeito favorável no seu metabolismo, aumentando-o. O treinamento de

força melhora a massa muscular magra, o que faz com que você queime mais calorias mesmo quando está em repouso. Ter uma taxa metabólica maior pode ajudá-lo a manter um peso saudável e estimular a perda de gordura, o que pode ser vantajoso para seus objetivos de controle de peso e composição corporal.

3. O treinamento de força é essencial para manter e aumentar a densidade óssea. Também ajuda a prevenir lesões. Seus ossos sofrem estresse por meio de exercícios de sustentação de peso, como levantar pesos ou usar máquinas de resistência, o que os encoraja a crescer mais fortes e densos. Para aqueles que são suscetíveis à osteoporose ou perda óssea

relacionada à idade, isso é especialmente crucial. Ossos mais fortes promovem a saúde óssea geral e diminuem a incidência de fraturas.

4. Fortalecer os músculos ao redor das articulações ajuda a aumentar a estabilidade das articulações e diminui a chance de lesões, o que melhora a função articular. As atividades de treinamento de força estimulam o crescimento dos tecidos conjuntivos que sustentam as articulações durante o movimento, como tendões e ligamentos. Isso é especialmente vantajoso para pessoas que têm problemas nas articulações ou estão se recuperando de acidentes.

5. **Atividades Diárias e Aptidão Funcional:** O treinamento de força melhora a aptidão funcional, que é a

capacidade de realizar tarefas da vida diária com conforto e eficácia. Você achará mais simples levantar e carregar mercadorias, subir escadas, realizar tarefas domésticas e participar de atividades de lazer à medida que sua força muscular geral aumenta. Isso resulta em uma melhor qualidade de vida e mais independência nas atividades diárias.

6. O treinamento de força é uma parte crucial para melhorar o desempenho atlético, independentemente do esporte ou atividade que você pratica. Potência, velocidade, agilidade e desempenho físico geral são aprimorados. Você pode melhorar seu desempenho em esportes, atividades de lazer e até mesmo atingir seus objetivos de condicionamento físico, como correr

mais rápido ou saltar mais alto, ganhando força.

7. As atividades de treinamento de força visam certos músculos que são importantes para manter uma boa postura e o alinhamento correto do corpo. Isso melhora a mecânica corporal e a postura. Sua postura melhorará, diminuindo o risco de dores nas costas e melhorando a mecânica geral do corpo. Isso é possível fortalecendo os músculos do núcleo, das costas e dos quadris. Melhor estabilidade e equilíbrio são outros benefícios.

8. **Bem-estar mental e emocional:** Exercícios de força regularmente podem melhorar sua saúde mental e emocional. As endorfinas, que são estimulantes naturais do humor, são liberadas durante o exercício,

especialmente o treinamento de força. Pode diminuir os sinais de ansiedade, desespero e estresse, incentivando uma perspectiva mais feliz e maior bem-estar mental.

O treinamento de força não precisa resultar em aumento de volume ou em se tornar um fisiculturista para você incorporar ao seu regime de condicionamento físico. O objetivo é melhorar sua saúde geral, funcionalidade e condicionamento físico. Antes de iniciar qualquer novo programa de exercícios, lembre-se de falar com um personal trainer ou profissional de saúde licenciado, especialmente se você tiver algum problema médico subjacente. Você pode aproveitar a riqueza de vantagens que o treinamento de força oferece ao seu condicionamento físico geral e melhorar sua qualidade de vida ao adotá-lo.

Técnicas e exercícios eficazes para construir e tonificar os músculos

Exercícios de treinamento de resistência e métodos eficientes que visam grupos musculares específicos são combinados para construir e tonificar os músculos. Você pode aumentar o crescimento muscular e obter um físico com contornos melhores combinando esses métodos em seu regime de treinamento. Esses métodos e exercícios eficientes para desenvolver e tonificar os músculos estão listados abaixo:

1. Exercícios com várias articulações que trabalham simultaneamente vários grupos musculares são conhecidos como exercícios

compostos. Esses exercícios são muito úteis para aumentar a massa muscular e a força geral. Agachamento, levantamento terra, supino, supino e pull-ups são alguns exemplos. Os exercícios compostos permitem que você trabalhe vários grupos musculares em uma única ação, o que promove o crescimento muscular efetivo.

2. **Sobrecarga Progressiva:** Um componente chave da construção muscular é a sobrecarga progressiva. Implica colocar progressivamente mais estresse em seus músculos ao longo do tempo. Ao aumentar o peso, repetições, séries ou intensidade de seus exercícios, você pode criar uma sobrecarga progressiva. Seus músculos se adaptam e ficam mais fortes quando

você constantemente os coloca em dificuldades.

3. **Exercícios de isolamento:** Os exercícios de isolamento visam grupos musculares específicos, permitindo que você se concentre na construção e tonificação dessas partes do corpo. Curl bíceps, tríceps extensões, elevações laterais e elevações da panturrilha são alguns exemplos. A utilização de exercícios de isolamento em seu regime pode ajudá-lo a definir e modelar os músculos certos, proporcionando uma aparência tonificada e equilibrada.

4. O treinamento intervalado de alta intensidade (HIIT) é um tipo de exercício que alterna rajadas rápidas de atividade vigorosa com intervalos de descanso. Este tipo de exercício

promove a perda de gordura e ganhos de resistência muscular. Movimentos de peso corporal como burpees , saltos de agachamento e alpinistas são frequentemente usados em exercícios HIIT. Você pode aumentar seu metabolismo, queimar calorias e tonificar seus músculos incluindo o HIIT em seu programa.

5. **Treinamento em circuito:** No treinamento em circuito, vários exercícios são executados um após o outro com pouco descanso entre eles. Ele trabalha uma variedade de grupos musculares enquanto mantém uma alta frequência cardíaca, o que traz vantagens cardiovasculares e de força. Ao escolher uma seleção de exercícios de resistência e adicionar exercícios aeróbicos como

polichinelos ou pular corda, você pode projetar seu circuito.

6. **Dropsets e supersets:** Em um superset, dois exercícios para vários grupos musculares são feitos consecutivamente sem interrupção. Adicionando um exercício de linha de trás para uma pressão no peito, por exemplo. Ao aumentar a tensão e o estresse nos músculos, essa abordagem estimula o desenvolvimento e a tonificação muscular. Os dropsets implicam trabalhar em uma série de exercícios até chegar à falha, momento em que você abaixa rapidamente o peso e termina a série. Este método ajuda a esgotar os músculos e promover o crescimento muscular adicional.

7. **Conexão mente-músculo:** O crescimento e a tonificação muscular

eficazes requerem uma forte conexão mente-músculo. Implica concentrar-se no músculo específico que está sendo exercitado e empregar intencionalmente esse músculo durante todo o exercício. Este método melhora o recrutamento e a ativação muscular, o que produz resultados superiores.

8. A recuperação e a nutrição correta são essenciais para o crescimento e tonificação muscular, assim como o descanso e o tempo de recuperação suficientes. Certifique-se de que sua dieta seja bem balanceada e contenha quantidades adequadas de proteínas, carboidratos e gorduras saudáveis para ajudar no crescimento e reparo muscular. A cura e o crescimento dos músculos dependem de descansar e dormir o suficiente

Antes de iniciar qualquer novo programa de exercícios, lembre-se de falar com um personal trainer ou profissional de saúde licenciado, especialmente se você tiver algum problema médico subjacente. Você pode fortalecer e tonificar seus músculos com sucesso usando esses métodos e exercícios em seu programa, dando-lhe o corpo e a força que você deseja.

CAPÍTULO 4

FLEXIBILIDADE E EQUILÍBRIO: DESBLOQUEANDO O POTENCIAL DO SEU CORPO

Embora às vezes sejam componentes negligenciados do condicionamento físico, a flexibilidade e o equilíbrio são cruciais para a saúde e o bem-estar geral. O aumento da mobilidade é possibilitado pelo aumento da flexibilidade, enquanto o risco de quedas e acidentes é reduzido pelo equilíbrio aprimorado. Você pode obter uma variedade de vantagens e melhorar seu desempenho físico utilizando a flexibilidade e o equilíbrio de seu corpo. Vamos examinar a importância do equilíbrio e da flexibilidade e aprender métodos práticos para maximizar o potencial do seu corpo:

1. Os benefícios da flexibilidade

- **Maior amplitude de movimento:** os exercícios de flexibilidade ajudam as articulações a se moverem com mais liberdade, o que facilita a movimentação e a realização de tarefas.

- **Prevenção de Lesões:** Articulações e músculos que são flexíveis são menos propensos a sofrer lesões. O aumento da flexibilidade reduz o risco de lesões como entorses nas articulações, distensões musculares e outras doenças comuns.

- **Melhorias na Postura e Alinhamento:** Os exercícios de flexibilidade ajudam a manter uma boa postura e alinhamento, o que diminui o risco de desequilíbrios musculares e problemas posturais.

- As atividades de alongamento melhoram o fluxo sanguíneo para os músculos, auxiliando na recuperação após exercícios extenuantes e estimulando o relaxamento.

2. Estratégias para aumentar a flexibilidade:

- **Alongamento estático:** Concentre-se em sentir um alongamento suave sem dor enquanto mantém um alongamento por 15 a 30 segundos para um determinado músculo ou grupo muscular. Cada um alonga duas ou três vezes?

- O alongamento dinâmico envolve fazer movimentos lentos e repetidos que ampliam progressivamente a amplitude de movimento. Balanços de perna, círculos de braço e estocadas são alguns exemplos.

- Exercícios de alongamento, equilíbrio e força são usados na ioga e no pilates para melhorar a flexibilidade, a postura e a consciência corporal geral.

- Rolamento de espuma: aplique pressão nos músculos tensos usando um rolo de espuma para aliviar a tensão e aumentar a flexibilidade.

3. **Os Benefícios do Equilíbrio:**

- **Prevenção de quedas:** Ter um bom equilíbrio nos ajuda a evitar quedas, especialmente à medida que envelhecemos. Suporta estabilidade durante atividades regulares e esforços atléticos.

- **Movimento Funcional:** Atividades como caminhar em superfícies irregulares ou subir escadas exigem estabilidade e coordenação, ambas auxiliadas pelo equilíbrio.

- Os exercícios de equilíbrio trabalham os músculos do núcleo, aumentando a estabilidade e a força total do núcleo.

4. **Métodos para aumentar o saldo**

- **Exercícios em uma perna:** experimente exercícios que exijam que você se equilibre em apenas uma perna, como agachamento com uma perna, levantamento terra com uma perna ou ficar em pé com os olhos fechados.

- Yoga e Tai Chi envolvem movimentos fluidos e poses de equilíbrio que melhoram a coordenação, o controle do corpo e o equilíbrio.

- **Pranchas de equilíbrio e equipamentos para treinamento de**

estabilidade : Para testar seu equilíbrio e aumentar a estabilidade, use pranchas de equilíbrio, bolas de estabilidade ou almofadas oscilantes.

- Exercícios de propriocepção A capacidade do seu corpo de perceber sua localização e movimento no espaço é conhecida como propriocepção . A propriocepção pode ser melhorada por exercícios como ficar em pé sobre almofadas de espuma ou fazer exercícios enquanto fecha os olhos.

Você pode maximizar o potencial do seu corpo e obter uma variedade de vantagens ao incluir exercícios de flexibilidade e equilíbrio em sua rotina de exercícios. Para evitar danos, sempre aqueça antes de alongar e comece com movimentos lentos e moderados. Com o tempo, aumente gradualmente a dificuldade e a duração de seus treinos. Lembre-se de prestar atenção ao seu corpo e parar se sentir dor ou desconforto. Exercícios de flexibilidade e equilíbrio devem ser incorporados à sua rotina pelo menos duas a três vezes por semana porque a consistência é importante. Aproveite o processo de descoberta de novos níveis de flexibilidade e estabilidade ao liberar o potencial do seu corpo.

Abraçando a importância dos exercícios de flexibilidade e equilíbrio

Compreender o valor do treinamento de flexibilidade e equilíbrio é uma jornada de mudança de vida que pode melhorar seu desempenho físico, diminuir o risco de lesões e melhorar seu bem-estar geral. Você pode obter várias vantagens e realizar todo o potencial do seu corpo, incluindo esses exercícios em seu regime de condicionamento físico. Vamos explorar por que fazer exercícios de equilíbrio e flexibilidade é tão importante:

1. Melhora do Desempenho Físico

- Maior amplitude de movimento: exercícios de flexibilidade tornam seus músculos e articulações mais flexíveis, melhorando sua amplitude de movimento. Isso pode melhorar o seu desempenho em uma variedade de atividades físicas, incluindo esportes, dança e até trabalhos diários.

- **Movimento suave e eficiente:** maior flexibilidade e equilíbrio resultam em padrões de movimento mais fluidos e eficazes. Isso permitirá que você trabalhe com mais precisão e graciosidade, além de melhorar seu desempenho atlético.

2. Reduza o risco de lesões:

- Fortalecer os músculos ao redor das articulações por meio de exercícios de equilíbrio aumenta a estabilidade das articulações e diminui a chance de entorses e distensões.

- **Controle corporal aprimorado:** por meio de exercícios direcionados, você pode melhorar seu equilíbrio e coordenação e manter o controle sobre seus movimentos, o que reduz o risco de quedas e outros acidentes.

3. Estimular o bem-estar geral:

- **de tensão :** atividades de equilíbrio e flexibilidade, como ioga ou tai chi, envolvem exercícios respiratórios e movimentos conscientes que podem reduzir a tensão, estimular o relaxamento e melhorar a saúde mental.

- Melhor postura e alinhamento são possibilitados por esses exercícios, que também ajudam a diminuir os desequilíbrios musculares e o estresse colocado nas estruturas do seu corpo.
- Exercícios de flexibilidade e equilíbrio ajudam a melhorar a conexão mente-corpo, o que promove uma melhor compreensão do potencial do seu corpo e aumenta seu nível de consciência corporal geral.

4. Mantenha suas articulações saudáveis:

- **Lubrificação das articulações:** Ao estimular a produção de líquido sinovial, que lubrifica as articulações e diminui o atrito, os exercícios de flexibilidade ajudam a preservar a saúde das articulações.

- **Declínio tardio relacionado à idade:** exercícios regulares de flexibilidade e equilíbrio podem ajudar a evitar a rigidez e melhorar a mobilidade à medida que você envelhece, retardando as perdas relacionadas à idade na flexibilidade das articulações.

5. Uma estratégia holística para o condicionamento físico

- Treinamento de força, exercícios aeróbicos e outras formas de exercício devem ser combinados com exercícios de flexibilidade e equilíbrio para criar um regime de condicionamento físico completo que aborde todas as facetas do condicionamento físico.

- **Exercícios para flexibilidade e equilíbrio promovem o movimento consciente:** o movimento consciente incentiva uma conexão mais próxima entre seu corpo, mente e respiração.

Você pode liberar o potencial do seu corpo e embarcar em uma jornada revolucionária em direção a um melhor desempenho físico, menos lesões e maior bem-estar geral ao perceber a importância dos exercícios de flexibilidade e equilíbrio. Alongamento, ioga, tai chi ou atividades específicas focadas no equilíbrio são apenas alguns exemplos dos exercícios de flexibilidade e equilíbrio que você pode incorporar ao seu regime. Comece com cuidado, preste atenção ao seu corpo e adicione movimentos mais difíceis com o tempo. As vantagens substanciais que a flexibilidade e o equilíbrio oferecem à sua vida podem ser experimentadas ao abraçar o processo.

Melhorar a mobilidade, prevenir lesões e melhorar a postura

Manter um estilo de vida saudável e ativo requer atingir objetivos importantes, como aumentar a mobilidade, prevenir lesões e melhorar a postura. Você pode chegar muito mais perto de atingir esses objetivos adicionando exercícios específicos e desenvolvendo práticas conscientes . Vejamos como aumentar a mobilidade, evitar acidentes e corrigir a postura podem contribuir para o seu bem-estar:

1. Aumentando a Mobilidade
- Uma maior amplitude de movimento pode ser alcançada com exercícios regulares de mobilidade, como

alongamento e mobilização articular. Você pode se mover com mais facilidade e realizar tarefas com mais facilidade por causa disso.

- Manter e melhorar a mobilidade ajuda a manter e melhorar a saúde e a função de suas articulações. Isso pode diminuir o desconforto nas articulações, a rigidez e a chance de desenvolver doenças como artrite.

- **Movimento Funcional:** Maior mobilidade permite realizar atividades diárias com mais rapidez e menos esforço. Ele auxilia movimentos como dobrar, alcançar e torcer, o que melhora sua qualidade de vida em geral.

2. Evitando Acidentes:

- **Flexibilidade e elasticidade dos músculos:** ter músculos flexíveis reduz o risco de rupturas e distensões musculares durante a atividade física. Ele permite que seus músculos se ajustem e reajam a movimentos rápidos ou mudanças de direção de maneira eficiente.

- **Estabilidade articular:** ao realizar exercícios específicos, você pode fortalecer os músculos ao redor das articulações e melhorar a estabilidade. Por meio de maior suporte e controle, isso ajuda a evitar lesões comuns, incluindo entorses e luxações.
- **Técnica e alinhamento corporal:** Usar a forma e a técnica corretas ao se envolver em diferentes atividades, como levantar pesos ou praticar esportes, diminui a chance de lesões causadas por padrões de movimento inadequados.

3. Otimizando a Postura

- **Alinhamento da coluna vertebral:** manter uma boa postura ajuda a manter a coluna na posição correta, aliviando o estresse no pescoço, ombros e costas. Pode ajudar a reduzir o desconforto e evitar problemas de postura a longo prazo.

- **Simetria e alinhamento muscular:** corrigir desequilíbrios musculares com atividades que melhoram a postura pode melhorar a simetria e o alinhamento muscular. Isso incentiva um melhor suporte postural e reduz a possibilidade de problemas musculoesqueléticos.

- **Positividade e presença:** uma boa postura melhora sua aparência como um todo e transmite confiança. Pode ter um bom efeito em como você se vê e como os outros o veem.

Considere adicionar os seguintes exercícios ao seu programa para aumentar a mobilidade, reduzir lesões e melhorar a postura:

- Flexibilidade regular e exercícios de alongamento ajudam a aumentar a flexibilidade muscular e a mobilidade articular.

- Os exercícios que melhoram a estabilidade geral por meio do treinamento de força concentram-se nos músculos que sustentam as articulações.

- Ioga, pilates e tai chi são exemplos de exercícios de movimento consciente que enfatizam o alinhamento ideal, a consciência corporal e a postura.

- Faça alterações ergonômicas em seu espaço de trabalho e rotina diária para manter uma boa postura.
- buscar um estilo de vida saudável e ativo que incorpore uma variedade de exercícios que usam várias regiões musculares e padrões de marcha.

Lembre-se de prestar atenção ao seu corpo, comece devagar e procure o conselho de um médico ou profissional de fitness licenciado se tiver alguma condição ou preocupação específica. Você pode aumentar sua mobilidade, prevenir lesões e melhorar sua postura com esforço constante e uma abordagem cuidadosa, melhorando seu bem-estar geral e permitindo que você viva uma vida mais ativa e sem dor.

CAPÍTULO 5

A CONEXÃO MENTE-CORPO: EXERCÍCIO COMO UM CATALISADOR PARA O BEM-ESTAR MENTAL

Explorando o profundo impacto do exercício na saúde mental

O exercício atua como um catalisador para melhorar a saúde mental devido à forte ligação mente-corpo. A atividade física regular tem um impacto positivo significativo em sua saúde mental e emocional, além de sua saúde física. Vejamos algumas das maneiras surpreendentes pelas quais o exercício melhora a saúde mental:

1. Elevação do humor

- **Liberação de endorfina:** as endorfinas, ou hormônios do "bem-estar", são liberadas como resultado do exercício. Essas substâncias químicas cerebrais contribuem para a elevação do humor, redução da dor e redução do estresse.

- **Estresse e ansiedade reduzidos:** o exercício reduz a liberação de hormônios do estresse e estimula o relaxamento, agindo como um calmante natural. Pode aliviar os sintomas de ansiedade e incutir uma sensação de tranquilidade.

- **Aumento de Serotonina e Dopamina:** Serotonina e dopamina são neurotransmissores ligados a emoções de felicidade, prazer e bem-estar geral. O exercício aumenta a produção e a disponibilidade desses neurotransmissores.

2. Redução do Estresse:

- O exercício é uma excelente maneira de eliminar o estresse e a ansiedade acumulados. Ele permite que você gerencie melhor o estresse, reorientando sua atenção e energia.
- **Mecanismos de enfrentamento aprimorados:** ao aumentar a resiliência e dar a você uma sensação de controle sobre situações difíceis, o exercício regular pode ajudá-lo a lidar melhor com o estresse.
- **Memória aprimorada e clareza mental:** o exercício estimula o aumento do fluxo sanguíneo para o cérebro, o que pode melhorar a memória e a clareza mental, bem como o desempenho cognitivo. Melhor gerenciamento do estresse é suportado como resultado disso.

3. Problemas de saúde mental:

- O exercício demonstrou ser útil na redução dos sinais e sintomas de depressão e ansiedade. Pode melhorar o seu humor, aumentar a sua autoconfiança e dar-lhe uma sensação de realização.
- O exercício pode ser usado como uma terapia complementar para problemas como tristeza, ansiedade e até mesmo transtorno de déficit de atenção e hiperatividade (TDAH), e tem sido associado a um menor risco de transtornos de saúde mental.

4. Imagem corporal e autoestima:

- **Confiança corporal:** Exercitar-se regularmente e atingir seus objetivos de condicionamento físico pode melhorar sua imagem corporal e aumentar sua autoconfiança. O exercício promove a autoconfiança, a autoaceitação e o prazer do próprio corpo.

- Participar de esportes coletivos ou exercícios em grupo pode oferecer oportunidades de conexão social, apoio e um sentimento de pertencimento, o que pode ter um bom efeito na auto-estima.

5. Vantagens cognitivas

- **Maior acuidade mental e foco:** o exercício regular tem sido associado ao aumento da função cognitiva, que inclui melhor foco, atenção e habilidades de resolução de problemas.

- Melhoria da memória: o exercício estimula o desenvolvimento de novas células cerebrais, o que melhora a memória e o aprendizado.

Para maximizar os efeitos positivos do exercício na saúde mental:

- **Encontre exercícios que goste de fazer:** você terá mais chances de persistir em um programa de condicionamento físico se achar que é divertido e interessante.

- **Estabeleça metas atingíveis:** para se sentir bem-sucedido e progredir, defina objetivos de exercício que sejam atingíveis e realistas.
- Coloque a consistência em primeiro lugar: mesmo que sejam mais curtos, tente se envolver em sessões de exercícios frequentes. Obter as vantagens do exercício para a saúde mental requer consistência.
- **combine exercícios de força e aeróbicos:** Para vantagens máximas de saúde mental, combine exercícios aeróbicos como correr ou nadar com atividades de treinamento de força como levantamento de peso ou exercícios de peso corporal.
- Pratique a atenção plena: para fortalecer a conexão mente-corpo e promover o bem-estar mental, participe de atividades conscientes como ioga ou tai chi.

Lembre-se sempre de prestar atenção ao seu corpo, mover-se em sua velocidade e obter orientação médica se tiver algum problema de saúde subjacente. Você pode se beneficiar das incríveis vantagens do exercício e promover uma conexão mente-corpo saudável para uma existência mais feliz e saudável, adotando o exercício como um catalisador para o bem-estar mental.

Gerenciando o estresse, melhorando o humor e aumentando a função cognitiva
Manter o bem-estar total requer controlar o estresse, elevar o humor e melhorar a capacidade cognitiva. Encontrar métodos práticos para ajudar nossa saúde mental na sociedade agitada de hoje é essencial. Felizmente, o exercício fornece um remédio potente para lidar com esses problemas. Vamos examinar como o

exercício pode reduzir o estresse, elevar o humor e melhorar a função cognitiva:

1. **Controle do Estresse:**

- **Regulação dos hormônios do estresse:** o exercício reduz os níveis de cortisol no corpo e estimula uma resposta mais equilibrada ao estresse, regulando a síntese de hormônios do estresse, como o cortisol .

- O exercício oferece um canal para liberar fisicamente a tensão e o estresse reprimido, produzindo relaxamento e uma sensação de serenidade.

- O exercício físico pode servir como um desvio mental das tensões, permitindo-lhe mudar a sua concentração e reorientar a sua energia mental.

2. **Aumentando o humor**

- O exercício causa a liberação de endorfinas, que são as substâncias naturais do cérebro que melhoram o humor. Isso pode ajudar a reduzir a ansiedade, o desespero e as mudanças de humor em geral.

- O exercício físico aumenta a disponibilidade e produção de serotonina e dopamina, dois neurotransmissores ligados à motivação, prazer e felicidade.

- Autoeficácia e confiança: Atingir marcos de condicionamento físico ou passar pelo desenvolvimento pessoal por meio de exercícios pode aumentar a autoestima, a autoeficácia e a disposição geral.

3. Melhorando o Processo Cognitivo:

- **Aumento do fluxo sanguíneo para o cérebro:** o exercício estimula a circulação sanguínea, o que aumenta a quantidade de oxigênio e nutrientes que chegam ao cérebro, melhorando a função cognitiva e promovendo a saúde do cérebro.

- Exercite-se regularmente para apoiar a neuroplasticidade , a capacidade do cérebro de reorganizar e criar novas conexões. Memória, aprendizado e flexibilidade mental se beneficiam disso.

- **Foco e clareza mental:** A atividade física pode promover clareza mental, aumentar o foco e melhorar o desempenho cognitivo geral.

Para incluir exercícios em sua rotina para controle do estresse, melhora do humor e melhora da função cognitiva:

- Descubra as atividades que você gosta: para aumentar a motivação e a sustentabilidade, escolha exercícios que você realmente goste.

- Defina metas atingíveis: defina objetivos atingíveis que estejam de acordo com seu nível de condicionamento físico e cronograma para sentir crescimento e realização.

- Envolva-se regularmente em atividades aeróbicas Procure pelo menos 150 minutos por semana de exercícios de intensidade moderada ou 75 minutos por semana de exercícios extenuantes.

- Utilize o treinamento de força Para melhorar a força muscular e o condicionamento físico geral, incorpore exercícios de treinamento de força pelo menos duas vezes por semana.

- A consistência é importante, então faça um esforço para se exercitar regularmente durante a semana para colher os frutos ao longo do tempo.
- Preste atenção às dicas do seu corpo e evite esforço excessivo ouvindo-as. Para a saúde geral, é imperativo dormir o suficiente e se recuperar.

Você pode efetivamente controlar o estresse, elevar o humor e melhorar a função cognitiva adicionando exercícios à sua rotina. Aceite a capacidade da atividade física de melhorar sua saúde mental e abra as portas para uma existência melhor, mais feliz e mais equilibrada.

CAPÍTULO 6

PERSONALIZANDO SUA ROTINA DE CONDICIONAMENTO FÍSICO: CRIANDO UM PLANO DE EXERCÍCIOS QUE FUNCIONE PARA VOCÊ

Avaliando suas metas de condicionamento físico e criando um regime de exercícios personalizado

O segredo para atingir seus objetivos de condicionamento físico e manter um regime de condicionamento físico sustentável é criar um plano de atividades que funcione para você. Cada pessoa é diferente, em seus gostos, necessidades e graus de aptidão. Você pode construir um regime de exercícios especificamente adaptado às suas necessidades e que se integre suavemente ao seu estilo de vida. Veja como criar um cronograma de exercícios que atenda às suas necessidades:

1. **Determine seus objetivos e nível de condicionamento físico:**
- Defina metas específicas: determine as metas que você tem para o seu programa de exercícios. Esclarecer seus objetivos ajudará sua estratégia de treino, sejam eles para perda de peso, crescimento muscular, melhoria da saúde cardiovascular ou bem-estar geral.

- Avaliando seu nível de condicionamento físico Para saber onde você está, avalie seu nível atual de condicionamento físico. Pense em coisas como sua força, equilíbrio, flexibilidade e resistência cardiovascular. Sua seleção de exercícios e estabelecimento de metas serão auxiliados por esta avaliação.

2. **Leve em consideração suas preferências e interesses** :

- **Encontre atividades de exercícios que você realmente goste:** escolha exercícios que você realmente goste. Correr, nadar, dançar, andar de bicicleta ou praticar esportes coletivos são alguns exemplos. É mais provável que você permaneça com ela e mantenha sua motivação se gostar da atividade.

- **Diversidade e flexibilidade:** para manter seu regime atualizado e evitar a monotonia, misture seus exercícios. Considere exercícios que também podem ser feitos em vários ambientes, como atividades internas ou externas, com base em seus gostos e nos recursos que você tem à sua disposição.

3. **Estabeleça metas definidas e realistas:**

- Defina metas SMART, que são definidas como específicas, mensuráveis, alcançáveis, relevantes e com prazo. Em vez de definir uma meta geral como "ficar em forma", por exemplo, tente " fazer uma corrida de 5 km em três meses" ou "fazer dez flexões sem parar".

- **Avanço gradual:** à medida que seu nível de condicionamento físico aumenta, aumente gradualmente a intensidade, a duração ou a frequência de seus treinos, começando com metas mais gerenciáveis. Essa estratégia reduz a possibilidade de lesões enquanto permite que seu corpo se ajuste.

4. **Agende seus treinos:**

- **Determine sua frequência semanal:** escolha o número de dias por semana que você pode dedicar ao treino. Para permitir que seu corpo se recupere, encontre um equilíbrio entre consistência e dias de descanso.

- **Gestão do tempo:** Pense no seu plano diário e escolha os horários que mais lhe convêm. Escolha um horário que você possa dedicar consistentemente aos seus treinos, seja pela manhã, durante o almoço ou à noite.

5. **Procure aconselhamento de um profissional:**

- **Consulte um profissional de condicionamento físico:** se você não sabe por onde começar ou precisa de ajuda para criar um plano de atividades, pense em falar com um profissional de condicionamento físico, como um personal trainer ou fisiologista do exercício. Eles podem fornecer conselhos individualizados, demonstrar boa forma e ajudá-lo a desenvolver uma estratégia eficiente com base em seus objetivos e talentos.

6. **Tome nota do seu corpo:**

- **Priorize o relaxamento e a recuperação:** para minimizar o overtraining e diminuir a chance de lesões, dê a si mesmo tempo suficiente para relaxar e se recuperar. Preste atenção aos sinais do seu corpo e altere a quantidade de exercícios ou tire dias de descanso conforme necessário.

- **Adapte conforme necessário:** adapte-se à sua estratégia e faça os ajustes necessários. Seu regime de treino pode precisar ser alterado como resultado de eventos da vida, lesões ou mudança de objetivos. Seja flexível e, se necessário, procure outros exercícios ou hobbies.

Um programa de condicionamento físico personalizado deve ser criado para obter sucesso e prazer a longo prazo. Tenha em mente que persistência, comprometimento e uma perspectiva positiva são essenciais. Você embarcará em uma jornada de condicionamento físico exclusiva para você, adaptando seu treino para coincidir com seus objetivos, interesses e habilidades, proporcionando uma experiência sustentável e gratificante.

Dicas para se manter motivado e superar barreiras comuns ao exercício

Manter o entusiasmo e superar os obstáculos típicos do exercício pode ser difícil, mas com as técnicas apropriadas, você pode ter sucesso. Aqui estão algumas dicas para ajudá-lo a manter a motivação e superar os obstáculos típicos do treino:

1. **Estabeleça objetivos razoáveis:** estabeleça objetivos de condicionamento físico SMART (específicos, mensuráveis, atingíveis, relevantes e com prazo) que sejam razoáveis e factíveis. Para tornar

seus objetivos mais gerenciáveis e mensuráveis, divida-os em marcos menores.

2. Descubra o seu porquê Descubra por que você deseja se exercitar. Lembrar-se de suas motivações ajudará você a se manter dedicado e focado, seja para atingir um determinado marco de condicionamento físico, reduzir o estresse ou melhorar sua saúde.

3. **Torne seu ambiente favorável:** Cerque-se de pessoas positivas e inspiradoras que compartilham seus valores. Participe de comunidades on-line focadas em condicionamento físico, inscreva-se em aulas de condicionamento físico ou localize um parceiro de treino.

4. **Escolha exercícios e atividades físicas que você realmente goste:**

encontre atividades agradáveis para se envolver. É mais provável que você se mantenha motivado e ansioso por seus treinos se estiver se divertindo enquanto se exercita.

5. Mude sua rotina: adicione diversidade aos seus treinos para evitar o tédio. Para manter as coisas frescas e evitar a monotonia, experimente uma variedade de métodos de treino, mude sua programação ou descubra novas atividades ao ar livre.

6. **Agende seus treinos:** agende seus treinos em seu calendário como faria com outros compromissos importantes. Estabeleça um cronograma e tente cumpri-lo o máximo que puder, pois a consistência é importante.

7. **Defina recompensas:** dê a si mesmo um presente por alcançar marcos ou terminar exercícios difíceis. Faça uma massagem em si mesmo, invista em novos equipamentos de exercícios ou recompense-se com um tratamento nutritivo que apoie seus objetivos de condicionamento físico.

8. Mantenha um registro de seus treinos, medições e realizações para acompanhar seu progresso. Pode ser bastante motivador ver seu progresso documentado em papel ou por meio de aplicativos de monitoramento de condicionamento físico, que podem servir como um lembrete constante de seu sucesso.

9. **Supere as restrições de tempo:** se o tempo for um problema, divida seus treinos em sessões mais curtas e

gerenciáveis. Inclua atividade física em sua rotina, por exemplo, caminhando no horário do almoço ou optando pelas escadas ao invés do elevador.

10. **Seja resiliente e adaptável:** como a vida é imprevisível, pode haver ocasiões em que seus treinos programados sejam interrompidos. Evite desistir sendo adaptável e flexível. Encontre outros métodos para ser ativo, como praticar exercícios com peso corporal quando não puder ir à academia ou assistir a vídeos de treinamento em casa.

11. **Faça do autocuidado uma prioridade:** dê prioridade ao descanso e à recuperação para cuidar do seu corpo e da sua mente. Para evitar esgotamento e lesões,

descanse o suficiente, alimente-se bem e relaxe.

12. Encontre um amigo de responsabilidade ou inscreva-se em um grupo de condicionamento físico que o responsabilizará por sua programação de exercícios. Ter um parceiro com quem discutir seu desenvolvimento, dificuldades e conquistas pode aumentar sua motivação e apoio.

Lembre-se de que a motivação pode mudar com o tempo, mas colocando essas ideias em prática e se dedicando aos seus objetivos, você pode superar os obstáculos típicos e manter uma rotina regular de exercícios. Comemore seus sucessos, abrace a jornada e continue trabalhando para ter um estilo de vida mais saudável e ativo.

CAPÍTULO 7

EXERCÍCIO PARA A VIDA: INTEGRANDO A ATIVIDADE FÍSICA À SUA ROTINA DIÁRIA

Adotando um estilo de vida ativo além das sessões de exercícios estruturados

A atividade física regular é um compromisso vitalício com sua saúde e bem-estar, não apenas um projeto de curto prazo ou uma moda passageira. Você pode aproveitar as várias vantagens do exercício e torná-lo uma parte vital de sua vida, incluindo-o em sua rotina diária.

1. **Comece pequeno:** é importante começar pequeno e aumentar gradualmente seu nível de atividade

se você for novo no exercício ou não estiver ativo há algum tempo. Comece adicionando breves períodos de exercícios ao seu dia, como caminhar rapidamente durante o intervalo para o almoço ou escolher as escadas em vez do elevador. Essas ações modestas podem lançar as bases para um modo de vida mais ativo.

2. **Encontre atividades de que você gosta:** o segredo para desenvolver o condicionamento físico como um hábito vitalício é participar de atividades físicas de que você goste. Experimente várias atividades, como dançar, caminhar, nadar ou andar de bicicleta, para ver o que o deixa feliz e realizado. O exercício se torna menos uma tarefa árdua e mais uma

experiência gratificante quando você aprecia o que está fazendo.

3. **Faça disso um hábito diário:** quando se trata de exercícios, a consistência é fundamental . Mesmo que dure pouco tempo, tente incluir alguma forma de atividade física em sua rotina diária. Assim como você faria para qualquer outra tarefa importante do seu dia, agende um horário específico para o exercício. Torná-lo um hábito torna mais simples manter-se no caminho certo e dar prioridade à sua saúde.

4. **Esteja ciente do comportamento sedentário:** Dada a prevalência do comportamento sedentário hoje em dia, é importante acompanhar o tempo que você passa sentado ou inativo. Procure oportunidades para se alongar, fazer uma caminhada

curta ou realizar alguns exercícios simples para interromper longos períodos sentados. Pense em empregar estações de trabalho em pé, fazer pausas ativas ou incluir atividade física em suas atividades de lazer.

5. Reconheça que seu programa de exercícios pode precisar mudar para acomodar mudanças nas fases da vida, obrigações profissionais e situações pessoais. Mesmo quando as coisas estiverem ocupadas, seja adaptável e crie métodos criativos para se manter ativo. Se você estiver com pouco tempo, pense em combinar treinamento intervalado de alta intensidade (HIIT) ou exercícios rápidos e intensos que oferecem mais resultados no menor tempo.

6. **Estabeleça metas alcançáveis:** defina objetivos que estejam de acordo com suas habilidades e principais prioridades. Definir metas oferece a você algo pelo qual trabalhar e o mantém motivado, seja terminando uma corrida de 5 km, tornando-se um especialista em uma determinada postura de ioga ou aumentando sua força. Para acompanhar seu progresso e reconhecer as realizações ao longo do caminho, divida metas maiores em marcos mais gerenciáveis.

7. **Busque diversidade:** Ao adicionar diversidade aos seus treinos, você pode evitar atingir um platô de condicionamento físico. Para manter as coisas interessantes, tente várias coisas, varie seus treinos ou inscreva-se em programas de grupo.

A variedade não apenas evita que você fique entediado, mas também impulsiona seu corpo em várias direções, melhorando seu condicionamento físico geral.

8. **Tome nota do seu corpo:** preste atenção às sugestões do seu corpo e modifique seu plano de treino conforme necessário. A atividade física é vital, mas também o descanso e a recuperação. Para evitar lesões e esgotamento, reserve um tempo para se recuperar, especialmente após treinos desafiadores.

9. Encontre inspiração e fontes motivacionais que falem com você para se manter motivado. Isso pode ser encontrar um grupo que o encoraje, acompanhar seu progresso ou recompensar a si mesmo quando

atingir determinados objetivos. Cerque-se de pessoas que irão apoiá-lo e motivá-lo enquanto você busca um estilo de vida saudável.

10.   **Aceite os benefícios:** Além de melhorar sua saúde física, o exercício regular tem muitas outras vantagens. Melhora o humor, reduz o estresse, melhora a função cognitiva, aumenta a energia e estimula um sono melhor. Aceite e valorize essas vantagens como um lembrete regular dos efeitos benéficos do exercício em sua saúde geral.

Pode investir na sua saúde atual e criar condições para um futuro saudável ao incluir a atividade física na sua rotina diária. Faça do exercício uma prioridade em sua vida e colha os benefícios duradouros.

Incorporar o movimento nas atividades diárias para benefícios de saúde a longo prazo

Uma ótima estratégia para melhorar a saúde a longo prazo é incorporar o movimento nas tarefas diárias. Você pode incluir a atividade física em sua rotina diária para torná-la mais divertida e sustentável. Sua saúde geral, níveis de energia e bem-estar podem ser melhorados incorporando movimento às atividades diárias. Aqui estão algumas dicas úteis para incluir o movimento nas atividades diárias:

Considere usar a pé ou de bicicleta como meio de transporte para percorrer pequenas distâncias, em vez de usar apenas o carro ou o sistema de transporte público. Esses meios de transporte ecologicamente corretos, econômicos e fisicamente ativos são uma ótima maneira de se locomover ao fazer recados ou ir para o trabalho.

Fazendo pausas ativas: Faça pausas ativas para interromper longos períodos de sessão. A cada hora, defina um cronômetro para servir de lembrete para se levantar e se movimentar. Alongue-se, faça um pequeno treino ou dê um passeio rápido pela casa ou local de trabalho. Esses pequenos períodos de mobilidade podem ajudar a aumentar a energia, melhorar a circulação e neutralizar as consequências prejudiciais de ficar sentado por muito tempo.

inclua tarefas domésticas: Aproveite a oportunidade de praticar atividade física incluindo tarefas domésticas. Mover-se enquanto faz tarefas como aspirar, varrer, esfregar, jardinagem e limpeza pode ajudá-lo a queimar calorias e construir músculos. Torne suas tarefas divertidas e envolventes ligando uma música.

Participar de Lazer Ativo: Investigue alternativas ativas para atividades de lazer sedentárias. Caminhe, nade, dance, pratique um esporte ou participe de atividades ao ar livre, como acampar ou cuidar do jardim. Além de incentivar a boa forma física, esses hobbies também oferecem renovação mental e emocional.

Escolhendo as escadas: sempre que possível, use as escadas em vez de uma escada rolante ou elevador. Uma ótima abordagem para usar os músculos das pernas, melhorar a saúde cardiovascular e queimar calorias é subir escadas. Sua quantidade de exercício diário pode mudar significativamente com uma mudança direta.

Incluir movimento ao assistir TV ou usar aparelhos eletrônicos: Se você acha que passa muito tempo assistindo TV ou usando aparelhos eletrônicos, crie o hábito de incluir movimentos quando estiver sedentário. Faça exercícios como flexões, estocadas ou agachamentos durante os intervalos comerciais. Assista a seus programas de televisão ou filmes preferidos enquanto estiver usando uma esteira ou bicicleta de fitness. Você pode fazer isso para incorporar entretenimento com exercício.

Considere integrar opções de socialização ativas, em vez de apenas encontrar amigos ou familiares para comer ou beber. Organize um evento esportivo amigável, faça uma caminhada juntos ou ande de bicicleta. Você se exercitará e passará tempo com seus entes queridos, além de aproveitar o tempo de qualidade.

Fazendo do movimento uma prioridade: Mude sua perspectiva para mover uma prioridade em suas atividades diárias. Procure oportunidades para ser ativo, como escolher um hobby ativo ou atividade de lazer, percorrer o caminho mais longo até o seu destino, estacionar mais longe da porta etc. Inevitavelmente, você incluirá mais atividade física em sua rotina se priorizar o movimento.

Para vantagens de saúde a longo prazo, é eficaz incorporar o movimento nas atividades diárias. Lembre-se de que mesmo os menores ajustes podem levar a um estilo de vida mais ativo e saudável. Portanto, comece hoje incorporando o movimento em suas rotinas diárias e saboreie os benefícios que ele traz para o seu bem-estar geral.

CAPÍTULO 8

SUPERANDO DESAFIOS: ESTRATÉGIAS PARA MANTER A CONSISTÊNCIA E SUPERAR PLATÔS

Superando obstáculos e mantendo-se comprometido com sua jornada de exercícios

Quando se trata de manter uma rotina de exercícios e aproveitar as vantagens a longo prazo, a consistência é essencial. Por outro lado, obstáculos e platôs são comuns na jornada. A boa notícia é que você pode usar táticas para contornar esses desafios e manter seu rumo. A seguir estão alguns métodos sensatos para manter a consistência e superar platôs em sua jornada de condicionamento físico:

1. **Estabeleça metas alcançáveis Primeiro** , estabeleça metas que sejam alcançáveis e razoáveis. Como resultado, você ficará mais motivado e focado no laser. Divida seus objetivos mais ambiciosos em estágios mais gerenciáveis. Comemore suas realizações ao longo do caminho para se manter inspirado a continuar.

2. **Encontre sua motivação:** decida o que o estimula a se exercitar. Pode melhorar sua saúde, aumentar sua energia, diminuir seu nível de estresse ou atingir um determinado objetivo de condicionamento físico. Quando se deparar com obstáculos

ou falta de motivação, lembre-se sempre de sua motivação.

3. **Faça um cronograma:** faça um cronograma que funcione para você, agendando seus treinos com antecedência. Considere essas reuniões consigo mesmo como compromissos não negociáveis. Encontre uma hora do dia que funcione com sua programação e se adapte ao seu nível de energia. O exercício deve ser uma prioridade em sua programação, pois a consistência é desenvolvida por meio da regularidade.

4. **Mude seu programa: quando seu corpo se acostuma com um programa de** exercícios, podem ocorrer platôs. Para superar isso, misture suas rotinas adicionando novos exercícios, técnicas de

treinamento ou programas de condicionamento físico. Isso mantém seus treinos interessantes e desafia seu corpo de maneiras diferentes, evitando a estagnação.

5. **Busque orientação profissional:** pense em contratar um instrutor de fitness ou personal trainer que possa oferecer orientação e experiência. Eles podem criar um plano de treino específico para você com base em seus objetivos, verificar a forma e a técnica apropriadas e ajudá-lo a superar os platôs, introduzindo novos exercícios ou métodos de treinamento.

6. **Acompanhe seu progresso:** mantenha um registro de seus exercícios, avanços e sucessos. Observar seu progresso e o progresso que você alcançou pode inspirá-lo.

Para acompanhar seus níveis de exercício, estabelecer metas e monitorar seu desenvolvimento ao longo do tempo, use um notebook de fitness, aplicativo para smartphone ou rastreador de fitness vestível.

7. **Encontre um parceiro para responsabilidade:** Ter alguém para responsabilizá-lo melhorará tremendamente sua consistência. Encontre um parceiro de treino ou inscreva-se em uma aula ou clube onde possa conhecer outras pessoas com interesses e aspirações semelhantes. A consistência pode ser muito melhorada apoiando e encorajando uns aos outros.

8. **Seja gentil consigo mesmo e permaneça positivo:** ao longo de sua jornada de condicionamento físico, pratique a gentileza consigo

mesmo e permaneça flexível. Reconheça que você pode experimentar falhas ou dias em que não tem motivação. Aceite essas circunstâncias como chances de desenvolvimento e adaptabilidade. Se necessário, altere suas rotinas ou tente uma estratégia diferente, mas nunca se esqueça de seguir em frente.

9. **Defina a recuperação primeiro:** os platôs podem ocasionalmente ser uma indicação de que seu corpo precisa de tempo suficiente para relaxar e se recuperar. Certifique-se de agendar dias de descanso em sua agenda e se envolver em atividades de autocuidado, como rolamento de espuma, alongamento e dormir o suficiente. Ao cuidar do seu corpo,

você pode se recuperar o mais rápido possível e evitar o esgotamento.

10.   **Comemore seus sucessos:** À medida que avança, reconheça e comemore seus sucessos. Reserve algum tempo para comemorar e tratar a si mesmo quando atingir um marco de condicionamento físico, superar uma situação difícil ou ver melhorias em sua força ou resistência. Você permanecerá energizado e entusiasmado para continuar sua viagem graças a este feedback encorajador.

Tenha em mente que manter a consistência e superar platôs exige tolerância ao fracasso, tenacidade e flexibilidade. Você pode superar obstáculos, romper platôs e experimentar um progresso contínuo em sua busca para se tornar uma versão mais saudável e em forma de si mesmo, colocando essas técnicas em prática e permanecendo dedicado a seus objetivos de condicionamento físico.

Solucionando problemas comuns e superando platôs de condicionamento físico

É comum encontrar obstáculos e atingir platôs de condicionamento físico ao tentar manter uma programação regular de treinamento. Esses obstáculos podem colocar à prova sua determinação de manter seus objetivos. Para continuar avançando em sua jornada de condicionamento físico, você pode superar obstáculos típicos e romper platôs sendo proativo e solucionando problemas em sua abordagem. A seguir estão algumas dicas para ajudá-lo a superar os desafios e superar os platôs:

1. **Considere sua rotina:** considere seu atual regime de condicionamento físico à distância. Você está sentindo monotonia ou tédio? Você exerce esforço suficiente? Você inclui uma variedade de exercícios? Examine sua rotina e observe todas as áreas para melhoria ou acréscimos para manter as coisas interessantes e desafiadoras.

2. **Estabeleça metas precisas:** definir metas precisas pode ajudá-lo a se manter motivado e focado. Em vez de apenas tentar "entrar em forma", faça planos específicos, como terminar uma corrida de 5 km, levantar uma certa quantidade de peso ou aprender uma nova postura

de ioga. Para acompanhar seu progresso e manter-se motivado, divida seus objetivos maiores em marcos menores e mais gerenciáveis.

3. **Varie seus treinos:** evitar platôs requer variedade em seus treinos. Inclua uma variedade de exercícios, incluindo treinamento intervalado, treinamento de força, treinamento de flexibilidade e atividades cardiovasculares. Experimente novas aulas de exercícios, descubra atividades ao ar livre ou brinque com várias ferramentas de exercícios. Ao mudar seu regime, você força seu corpo, envolve sua mente e usa diferentes grupos musculares.

4. **Aumente a intensidade:** quando seu corpo se acostuma com a intensidade atual do exercício, os platôs podem acontecer. Aumentar gradualmente a

intensidade do treino ajudará você a ter sucesso. Pesos aumentados, mais repetições ou séries, sessões de treino mais longas ou o uso de treinamento intervalado podem ser usados para conseguir isso. Estender-se para fora de sua zona de conforto incentiva o desenvolvimento contínuo.

5. Defina a recuperação e o descanso como prioridade máxima. O esgotamento pode ser evitado e os platôs podem ser superados com descanso e recuperação suficientes. Certifique-se de que seu corpo tenha bastante tempo de inatividade entre os treinos. Inclua dias de descanso, envolva-se em estratégias de recuperação ativa, como rolamento de espuma e alongamento, e coloque ênfase em dormir o suficiente.

Cuidar do seu corpo promove o máximo crescimento e restauração muscular.

6. Mantenha um registro de seus treinos, medições e realizações para acompanhar seu progresso. Você pode ver até onde chegou e se responsabilizar acompanhando seu progresso. Utilize um gadget vestível, um diário de exercícios ou um aplicativo de condicionamento físico para acompanhar suas atividades, acompanhar seu progresso e identificar possíveis áreas problemáticas.

7. **Busque aconselhamento profissional:** Se você está tendo problemas para superar platôs ou está lidando com dificuldades específicas, convém falar com um especialista em condicionamento

físico, como um personal trainer ou fisiologista do exercício. Eles podem avaliar sua rotina atual, oferecer conselhos com conhecimento e criar um programa sob medida para ajudá-lo a superar obstáculos e alcançar seus objetivos.

8. Crie um sistema de recompensas para se manter motivado e reconhecer suas realizações. Depois de atingir uma meta de condicionamento físico ou terminar um treino difícil, recompense-se com algo de que goste. Pode ser uma massagem relaxante, um novo traje de ginástica estiloso ou uma atividade divertida que você está esperando. As recompensas servem como reforço motivacional e oferecem reforço positivo.

9. **Encontre um parceiro de responsabilidade:** trabalhar em conjunto com alguém que tenha aspirações de condicionamento físico semelhantes pode ajudar na responsabilidade e na motivação. Encontre um parceiro de treino ou inscreva-se em uma academia para que possam se motivar e apoiar uns aos outros. Compartilhar suas lutas, triunfos e avanços com outra pessoa pode tornar a jornada mais prazerosa e ajudá-lo a permanecer comprometido.

10. **Mantenha sua boa atitude e seja paciente:** superar obstáculos e platôs exige persistência e boas perspectivas. Lembre-se de que o crescimento leva tempo e pode haver obstáculos no caminho. Mantenha o foco em seus objetivos, reconheça

pequenos sucessos e pratique exercícios de autocompaixão. Tenha fé na sua capacidade de superar desafios e lembre-se de que a perseverança e a consistência certamente valerão a pena.

CAPÍTULO 9

O PODER DA COMUNIDADE: ENCONTRANDO APOIO E RESPONSABILIDADE

Os benefícios de se exercitar com outras pessoas e participar de comunidades de fitness

Iniciar uma jornada de condicionamento físico pode ser um evento que mudará sua vida, mas você não precisa fazer isso sozinho. Em termos de saúde e boa forma, o poder da comunidade é incomparável. Encontrar responsabilidade e apoio de pessoas que compartilham seus objetivos pode melhorar muito sua motivação, dedicação e desempenho geral. Aqui estão algumas razões pelas quais abraçar o poder da comunidade é essencial para sua jornada de condicionamento físico, seja participando de um grupo de condicionamento físico, participando de cursos em grupo ou procurando comunidades online:

1. **Inspiração e Motivação:** Fazer parte de uma comunidade expõe você a pessoas que têm objetivos e metas semelhantes. Observar os outros trabalharem para alcançar seus objetivos de condicionamento físico pode motivá-lo e inspirá-lo a continuar em seu caminho. Histórias de sucesso, mudança e tenacidade que você ouvirá irão inspirá-lo a seguir em frente.

2. **Responsabilidade e compromisso:** é mais provável que você tenha um senso de responsabilidade para aparecer e se esforçar ao máximo quando é membro de uma comunidade. Você pode ficar mais motivado a manter e se dedicar ao seu regime de exercícios se souber que outras pessoas dependem de você e o apoiam. Compartilhar suas conquistas e objetivos com outras pessoas também o torna mais responsável por alcançar seus próprios objetivos.

3. **Aconselhamento e suporte especializado:** Pessoas com vários graus de experiência e competência podem ser encontradas em um grupo de condicionamento físico. Você pode se beneficiar dos importantes insights, conselhos e assistência

oferecidos por este rico corpo de conhecimento à medida que prossegue em seu caminho de condicionamento físico. O conhecimento combinado da comunidade pode ajudá-lo a avançar mais rapidamente, esteja você procurando orientação sobre boa forma, descobrindo métodos de treinamento eficientes ou obtendo recomendações nutricionais.

4. Juntos, podemos superar os obstáculos. Todo caminho de condicionamento físico vem com sua parcela de obstáculos e falhas. Quando você faz parte de uma comunidade, você tem pessoas a quem recorrer para obter apoio quando as coisas ficam difíceis. Você pode buscar conselhos, apoio e compaixão de sua comunidade ao

enfrentar desafios. Compartilhar seus desafios e vitórias com quem já percorreu o mesmo caminho que você pode trazer conforto e ajudar na resolução de problemas.

5. **Diversão e camaradagem:** malhar não precisa ser uma atividade solitária. Fazer parte de uma comunidade dá ao seu programa de exercícios um componente social. Você pode interagir com pessoas que têm hobbies, interesses e objetivos. A participação em exercícios em grupo, workshops ou outras atividades promove a camaradagem e oferece uma atmosfera amigável onde você pode se divertir enquanto trabalha para atingir seus objetivos de condicionamento físico.

6. **Novas possibilidades e aventuras:** você provavelmente encontrará

novas possibilidades de condicionamento físico e aventuras em uma comunidade que talvez não tenha pensado sozinho. A comunidade pode apresentá-lo a atividades emocionantes que adicionam diversidade e emoção à sua jornada de condicionamento físico, seja participando de uma corrida beneficente, experimentando um novo esporte ou inscrevendo-se em um desafio de condicionamento físico.

7. **Comemorando Marcos e Progresso:** A comunidade serve como um local para você reconhecer suas realizações, tanto significativas quanto insignificantes. Pode ser extremamente gratificante compartilhar suas realizações com pessoas que apreciam o valor de seus

marcos, registros ou imagens de progresso. Seu senso de valor próprio é ainda mais fortalecido pelo apoio e incentivo da comunidade, que o inspira a fazer ainda mais.

8. **Amizades duradouras:** as conexões feitas na comunidade fitness frequentemente vão além da comunidade online ou do clube. Conectar-se com pessoas que compartilham seu entusiasmo por saúde e boa forma pode ajudá-lo a formar amizades sinceras. Além de criar uma rede de pessoas que podem continuar ajudando o crescimento umas das outras em todas as áreas da vida, essas amizades proporcionam às pessoas um senso de comunidade.

Você não precisa seguir sozinho quando se trata de atingir seus objetivos de condicionamento físico. Aceite o poder da comunidade e cerque-se de pessoas que o inspiram, desafiam e elevam. Juntos, vocês abrirão o caminho para uma versão de si mesmos mais forte, mais saudável e mais viva. Junte-se a um grupo, interaja com outras pessoas e descubra o poder transformador de encontrar

Aproveitando o poder do apoio social para o sucesso a longo prazo

Obter sucesso a longo prazo em sua busca de condicionamento físico requer aproveitar o poder do apoio social. Você constrói uma base sólida para o desenvolvimento contínuo quando se cerca de uma rede de apoio de amigos, familiares ou pessoas afins que compartilham seu compromisso com a saúde e o bem-estar. Aqui estão algumas maneiras pelas quais a utilização do suporte social pode ajudá -lo a ter sucesso a longo prazo:

1. **Incentivo e responsabilidade:** o suporte social oferece a motivação e a responsabilidade necessárias para manter seus objetivos de condicionamento físico. Ter alguém para encorajá-lo, reconhecer seus sucessos e reafirmar seu compromisso o mantém comprometido e responsável. Se você tem um parceiro de treino, um amigo que o incentiva ou um grupo on-line, o apoio e o incentivo deles melhorarão muito sua consistência e adesão.

2. **Objetivos Compartilhados e Atitudes Comparáveis:** Cercar -se de outras pessoas que tenham

objetivos e atitudes comparáveis promove uma atmosfera potente para o crescimento. Envolver-se com outras pessoas que compartilham seus objetivos de condicionamento físico e saúde permite que você compartilhe ideias, desenvolva técnicas mutuamente benéficas e obtenha insights das experiências uns dos outros. Esse objetivo comum promove um senso de comunidade e conhecimento compartilhado que solidifica seu compromisso e ajuda a superar obstáculos.

3. As redes de apoio social dão aos usuários acesso a uma infinidade de informações e ferramentas. As pessoas em sua rede de apoio podem ter opiniões perspicazes, conhecimento profundo ou sugestões úteis sobre regimes de exercícios,

planos de dieta ou abordagens de recuperação. Você pode aumentar sua compreensão e se equipar com ferramentas para aproveitar ao máximo sua jornada de condicionamento físico, trocando informações e aprendendo com as experiências de outras pessoas.

4. **Motivação e apoio emocional:** iniciar uma jornada fitness pode ser difícil às vezes, portanto, ter uma rede de apoio é essencial. O apoio emocional de sua rede pode elevar seu ânimo, aumentar sua confiança e servir como um lembrete de seu progresso quando você se depara com contratempos, platôs ou momentos de incerteza. Sua inspiração e motivação se transformam em uma força motriz

que ajuda na sua perseverança em tempos difíceis.

5. **Superando Obstáculos e Desenvolvendo Resiliência:** O apoio social pode ajudá-lo a superar os obstáculos que podem estar atrapalhando seu progresso. Ter outras pessoas que entendem e simpatizam com seus problemas pode fornecer insights e soluções inestimáveis para superar obstáculos, sejam eles causados por falta de tempo, insegurança ou dificuldades externas. Você desenvolve resiliência, adquire técnicas de resolução de problemas e fica mais bem preparado para enfrentar obstáculos no futuro por meio de experiências e apoio compartilhados.

6. **Competição saudável e inspiração:** em um grupo de amigos

encorajadores, uma competição saudável pode se desenvolver, inspirando você a se esforçar mais. Observar os outros alcançarem o sucesso ou fazerem avanços pode energizá-lo e inspirá-lo a melhorar seus esforços. A competição amigável pode estimular o crescimento porque o motiva a estabelecer expectativas mais altas, ultrapassar seus limites e buscar constantemente o progresso.

7. Uma camada de felicidade e prazer é adicionada à sua jornada quando você compartilha suas realizações e comemora marcos com sua rede de apoio. Ter outras pessoas reconhecendo e aplaudindo suas conquistas fortalece seu senso de realização e aumenta sua confiança, seja realizando uma corrida difícil ou

aprendendo uma nova habilidade atlética.

8. As redes de apoio social desenvolvidas em torno da aptidão física e do bem-estar geral frequentemente resultam em laços duradouros e parcerias satisfatórias. As pessoas se aproximam por causa de seus interesses, experiências e aspirações comuns. Essas conexões vão além do condicionamento físico e podem melhorar sua vida de várias maneiras, dando a você um senso de comunidade, camaradagem e um sistema de apoio de pessoas com ideias semelhantes.

Um passo revolucionário em direção ao sucesso a longo prazo em sua busca pelo condicionamento físico é aproveitar o poder do apoio social. Sua motivação, conhecimento e satisfação geral com o processo podem ser muito melhorados cercando-se de uma rede de apoio de pessoas que o encorajam, inspiram e o responsabilizam. Promover relacionamentos significativos e abraçar o poder do apoio social o ajudará a viver uma vida mais saudável, feliz e gratificante.

CONCLUSÃO

Abrace o poder do exercício regular

Exercitar-se regularmente é um instrumento potente que pode melhorar significativamente sua vida de várias maneiras. Você pode se beneficiar de várias maneiras — físicas, mentais e emocionais — adotando o poder do exercício. O exercício tem um potencial incrível para tudo, desde aumentar o humor e a função cognitiva até construir músculos e melhorar a saúde cardiovascular.

Analisamos a ciência por trás do exercício, examinamos as muitas vantagens físicas e emocionais que ele traz e oferecemos dicas para incorporá-lo à sua rotina diária ao longo desta jornada. O estabelecimento de metas, a conquista de desafios e a obtenção de ajuda ao longo do caminho foram abordados.

Tome uma atitude imediatamente e comece a fazer do condicionamento físico uma prioridade em sua vida. Comece avaliando seus objetivos de condicionamento físico e criando um cronograma de treinamento personalizado que atenda às suas necessidades e interesses. Descobrir atividades de que você gosta, fazer uso do apoio social e comemorar suas realizações o ajudará a se manter motivado. Utilize uma mentalidade de crescimento e paciência para superar obstáculos e platôs.

Lembre-se de que o exercício regular traz benefícios fora dos treinos programados. Adote um estilo de vida ativo, incluindo o movimento em sua rotina diária e procurando oportunidades para se exercitar ao longo do dia. Esteja atento às necessidades do seu corpo, cuide-se e preste atenção às indicações que ele lhe der.

Saiba que você é capaz de fazer coisas incríveis ao iniciar sua viagem. Você está investindo em si mesmo a cada passo que dá em direção a um estilo de vida mais apto, saudável e equilibrado. Aceite o poder do exercício consistente e permita que ele traga o melhor de você.

Então, amarre seus sapatos, vista seu equipamento de ginástica e comece sua incrível jornada. Você pode mudar sua vida. Aproveite-o, abrace-o e permita que o poder do exercício consistente o leve a um eu mais saudável e feliz no futuro.

Refletindo sobre o poder transformador do exercício na saúde geral

A atividade física regular não é apenas uma tarefa a ser riscada de uma lista de tarefas, pois se torna óbvia quando consideramos o impacto transformador do exercício na saúde geral. Ela catalisa a transformação e é o ponto de partida para uma vida cheia de vigor , coragem e bem-estar.

Investigamos a ciência do exercício ao longo de nossa jornada, aprendendo como ele melhora nossa saúde física e mental. Vimos em primeira mão as incríveis vantagens que ele oferece, desde o aprimoramento da aptidão cardiovascular e da definição muscular até a redução do estresse e melhoria da função cognitiva. Vimos repetidas vezes como o exercício é eficaz para nos ajudar a viver vidas mais longas e saudáveis.

Mas o exercício tem mais significado do que apenas os benefícios corporais. Demonstra a tenacidade e o poder da alma humana. Ensina-nos autocontrole, tenacidade e a capacidade de ultrapassar nossas zonas de conforto. Somos levados a ir além de nossas zonas de conforto e desbloquear novos níveis de nosso potencial.

A prática de exercícios tem efeitos transformadores que vão muito além da pista de corrida ou da academia. Cada elemento de nossa vida é afetado por ela, incluindo nossos relacionamentos, nossos empregos e nosso senso geral de identidade. A atividade física regular nos ajuda a desenvolver uma mentalidade de autocuidado e torna nossa saúde uma prioridade. À medida que nos exercitamos mais, ficamos mais sintonizados com o nosso corpo, prestando atenção às suas necessidades e cuidando dele.

O exercício não é um tratamento que funciona para todos. É uma jornada pessoal que é particular para cada pessoa. Devemos identificar as atividades que nos fazem felizes, atiçar nossa paixão e combinar com nossas inclinações. O que importa é que movimentemos nossos corpos e respeitemos seu desejo intrínseco de movimento, seja por meio de um treino rigoroso, ioga, um passeio na floresta ou uma aula de dança.

Não vamos ignorar a importância do equilíbrio ao considerarmos o potencial transformador do exercício. Não se trata de lutar por um padrão indescritível de perfeição ou de nos esforçarmos ao ponto da fadiga. Encontrar um ritmo saudável que alimente nossos corpos e mentes nos permitirá florescer em todas as facetas da vida.

Diante disso, lembre-se de que há mais benefícios no exercício regular do que apenas os físicos ao iniciar seu caminho. Trata-se de mudança interna, a sensação de poder e o próximo ressurgimento do vigor.

Aceite os efeitos positivos do exercício. Aceite o prazer do movimento. Faça disso uma parte regular da sua vida para ver os efeitos surpreendentes que tem na sua saúde e bem-estar geral. Você merece ter uma vida cheia de vigor, energia e vitalidade. Tudo começa com uma ação, um exercício e uma dedicação a si mesmo.

Abraçando um compromisso vitalício com a atividade física para uma vida mais saudável e feliz

Seu futuro será moldado por sua decisão de assumir um compromisso vitalício com a atividade física, o que o ajudará a se tornar uma versão mais saudável e feliz de si mesmo. É um investimento de longo prazo em seu bem-estar e qualidade de vida, em vez de focar em tendências transitórias ou ambições de curta duração.

Tornar a atividade física regular parte de sua rotina diária melhorará sua saúde para o resto de sua vida. O exercício regular beneficia sua mente e espírito tanto quanto sua saúde física. Torna-se um pilar do seu bem-estar geral e lhe dá vigor, vigor e energia para prosperar em todas as facetas da vida.

Quando você decide se envolver em atividade física regular, você parte em busca de crescimento pessoal. Você transcende suas expectativas ao encontrar suas qualidades e habilidades ocultas. Você adquire autocontrole, tenacidade e um senso de realização que transcende o preparo físico.

Uma dedicação ao longo da vida à atividade física também promove um relacionamento saudável com seu corpo. Você aprende a prestar atenção às suas sugestões, respeitar seus limites e prestar atenção ao que ele requer. Esse elo se transforma em uma bússola, permitindo que você tome decisões que promovam sua saúde e bem-estar.

Lembre-se de que nenhuma estratégia funciona para todos nesta viagem. Encontre as coisas que você gosta de fazer, seja ioga , caminhada, ciclismo, natação ou qualquer outra atividade. Aceite a variação, permitindo-se experimentar muitos estilos de movimento para descobrir o que fala com você.

Encontrar atividades que você realmente goste é a chave para aumentar sua motivação e integrar o exercício em seu dia a dia.

É fundamental abordar seu compromisso de se exercitar com tolerância e compaixão. Reconheça que, apesar dos altos e baixos ao longo da jornada, cada avanço é um sucesso por si só. Não importa quão pequeno seja o seu desenvolvimento, reconheça-o e tenha em mente que a consistência é a chave. Lembre-se das vantagens a longo prazo e de como você sempre se sente melhor depois de movimentar o corpo, mesmo nos dias em que a motivação é baixa.

Por fim, esteja ciente da força do apoio e da comunidade. Faça o possível para se cercar de pessoas que compartilham seu compromisso com a saúde e o bem-estar. Encontre um parceiro de treino, inscreva-se em uma aula de ginástica ou participe de atividades em grupo. Você será inspirado e motivado pelo apoio, amizade e experiências compartilhadas, o que tornará a jornada mais satisfatória e prazerosa.

Adotar um compromisso vitalício com a atividade física é um investimento em seu eu futuro, não apenas no aqui e agora. Você está estabelecendo uma base sólida para uma vida cheia de vigor, vitalidade e felicidade, dando alta prioridade à sua saúde. Aja agora e deixe sua dedicação ao exercício ajudá-lo a se tornar uma versão mais saudável e feliz de si mesmo - alguém que floresce em corpo, mente e espírito.